浜崎智仁

コレステロール値が高いほうが ずっと長生きできる

講談社+α新書
プラスアルファ

プロローグ

「栄養」を考えるうえでの基本――人間にとって、昔は入手できなかったものは不要である。

この基本さえ覚えておけば、あとはすべて自分で判断できる。実に簡単だ。大昔「食べていなかった」もの、それは、栄養学的には「要らないもの」なのである。

たとえば植物油。太古の昔にコーン油、オリーブ油、ゴマ油などの植物油があっただろうか？もちろん、なかった。だから食べなくても大丈夫なのだ。詳しくは第4章で解説する。

植物油にはいろいろな抗酸化ビタミンが入っている。

「抗酸化ビタミンは体にいいといわれている。それを摂取しなくても健康に問題ないのか？」

そう考える向きもあるだろう。しかし問題はない。

植物油は酸化しやすいから、植物が自らの保護のために抗酸化ビタミン類を作って油の中に持っている。それだけの話だ。人間は植物ではない。植物油を摂（と）る必要はないし、無理して抗酸化ビタミンを摂取する必要もない。

なぜ、大昔に食べていないものは不要といいきれるのだろう。

古来、人間は、「その土地で入手できるもの」だけを食べて生きてきた。生活するために必要なものが得られない場所では、人は死に絶えていた。たとえば、飲料水が毎日入手できないような場所には人は住んでいない。逆に、昔から人が住んでいた土地で入手できるものだけあれば、人は生きていけるのだ。

古代の秦（しん）の始皇帝（しこうてい）は、不老不死の薬を求めて世界中に使者を送った。果たして、それを手にすることはできただろうか。もちろん、そんなものはこの世に存在しない。でも、いったい、誰が彼をバカにできるだろう。今も、その夢を追い続けている人（研究者）たちがたくさんいるくらいなのだ。

読者の方々も、頭の中では「不老不死の妙薬」の存在を否定しているはずだ。それでも実際は、「健康によい」と称した食品を求め続けているのではないだろうか。

その一例が、「コレステロール神話」を中心とする現在の風潮だ。コレステロールは体に悪い、という神話がいつの間にか世間に浸透し、「コレステロールを下げる薬」が登場し、同時に人々は「コレステロールを下げる食べ方」に飛びついた。

その背景には、古来、健康によい妙薬を求め続けてきた人々の願いがあることは否定できないだろう。

これから、その「コレステロールについての真実」を明かしていこうと思う。

●従来の「コレステロール悪玉説」〈編集部まとめ〉

これまでの「常識」では、余分なコレステロールは血管の壁に付着しやすい、そのために動脈硬化を引き起こして、心筋梗塞（しんきんこうそく）や脳梗塞のリスクを高めるので問題がある、とされてきました。

一般に、肉や乳製品などの動物性脂肪に多く含まれる飽和脂肪酸は、血中のコレステロール値を上げるので危険な油である、と考えられています。

コレステロールの中でも、とりわけコレステロールを体のさまざまな組織に運ぶＬＤＬ－コレステロールが、動脈硬化を促進する「悪玉コレステロール」とされています。これに対して、不要なコレステロールを肝臓に回収する役目を持っているのがＨＤＬ－コレステロールで、こちらは「善玉コレステロール」と呼ばれています。

二〇〇七年、日本動脈硬化学会が三年ぶりに改訂した「動脈硬化性疾患（しっかん）予防ガイドライン」では、「悪玉」とされるＬＤＬ－コレステロール値の高い人たちが特に「心筋梗塞や脳梗塞のリスク

表　脂質異常症の診断基準（日本動脈硬化学会のガイドライン）

項　目	改訂前	2007年の改訂後
総コレステロール	220mg/dL以上	—
LDL-コレステロール	140mg/dL以上	140mg/dL以上
トリグリセライド（中性脂肪）	150mg/dL以上	150mg/dL以上
HDL-コレステロール	—	40mg/dL未満

が高い」とされました。それまでの判断基準だった総コレステロール値をやめて、代わりにＬＤＬ-コレステロール値の高さを判断基準としました。

また、「善玉」とされるＨＤＬ-コレステロール値が低くなりすぎることも危険因子とされ、ＨＤＬ-コレステロール値の異常域が新たに設けられました（上の**表**を参照）。

このガイドラインでは、また、「高脂血症」は低ＨＤＬ-コレステロール血症を含む表現として適切ではないとして、「脂質異常症」に変更しています。

「高脂血症」とは、「高コレステロール血症」と「高トリグリセライド血症」を一括した呼称です。「トリグリセライド（中性脂肪）」とは肝臓で、穀類や糖類、アルコールから作られる物質で、ヒトが摂取した余分なエネルギーは中性脂肪として体内に蓄えられます。この中性脂肪が増えるとＨＤＬ-コレステロールが減少する傾向が見られるため、「高トリグリセライド血症」も健康上問題がある、とされています。

なお、本文中に記した「有意差がある」とは、統計的に偶然とはいえない、つまり、測定された数値の差に意味があることを示しています。

◉目次

第3章　コレステロールはまったく悪くない

コラム③　コレステロール値が高いと「筋トレ」がうまくいく

第4章　植物油はいらない

コラム❹　栄養学者の嘆き

第5章　「トランス脂肪酸」は本当に悪いのか

本書は、コレステロールあるいは食事に関する一般的参考書であり、個々の患者の治療に関する指針ではない。そのため、読者自身の治療に関して、特に薬を中止する際は、主治医と相談することを強く勧める。

第1章　そもそも「コレステロール理論」は間違い

しぶとい「コレステロール悪玉」説

一昔前までは医学にも、間違った治療法はいくらでもあった。筆者が医学生だった一九七〇年頃には、ビタカン（ビタカンフル。強心剤の一種）という薬があり、人の臨終の際に使用されていた。これを打つのは、息を吹き返すことが目的とされていた。

もちろん、これが効く（息を吹き返す）ことなどないのだが、一所懸命に救命努力して、ついにもうだめだとなると、ビタカンを使用することが、延命を諦めるきっかけになっていたようである。

それから何年もして、「ビタカンは効かない。しゃっくりを止めるのに有効なだけだ」という話になったが、やがてビタカンそのものがなくなった。このように、有効性のないものは、そのうち化けの皮が剝がれて世間から見捨てられていく運命にある。

ところが、コレステロールだけは「コレステロール悪玉説」の是非にいまだに決着がつかない。コレステロール悪玉説をたたきつぶす、極めて科学的な根拠が多々挙がっているにもかかわらず、コレステロール悪玉説が正しいことは自明の理、といい張る研究者が今も圧倒的に多い。なぜなのだろう。

一六世紀に「地動説」が唱えられ、それまでの「天動説」に代わって、地球が太陽の周囲を回っているほうがいろいろな現象を説明しやすく、明らかに合理的であることがわかった。

たとえば、地球の外側を回っている水星に地球が接近して追い越すとき、水星はいちばん明るく見える。そして、今まで東進していた水星が見かけ上は短期間、西進を始め（有名な逆行運動）、地球から離れるとまた元のように東進を始める。これは、地球と水星の二つの星がともに太陽の周囲を回っていないことには、うまく説明できない。こうして、天動説は敗れ去った。

しかし、天動説が倒れては、キリスト教会をはじめとする当時の権威が失墜（しっつい）してしまう。コレステロールの歴史は、この中世の「天動説を守る戦い」とよく似ている。

現代でも、コレステロール悪玉説を必死に守りたい人たちがいる。だが、コレステロール悪玉説を続けるには、いろいろなほころびが出てきてしまったのだ。彼らは、コレステロール悪玉説を続けることで、いったいどんな「権威」を守ろうとしているのだろうか。

そもそも、科学的に正しいか否かを判断する際に、多数決で決めてはならないのである。

「コレステロール神話」の歴史

コレステロールとは、一八世紀後半に発見された$C_{27}H_{46}O$の分子式で表される有機化合物の名称である。そもそもコレステロール分子は、動物にとっては細胞膜を構成する重要な成分であり、さまざまな生命活動にかかわるため、生体内に広く分布している。

いわゆる「コレステロール学説」は、二〇世紀初頭に行われたロシアの実験に端を発している。大量の高コレステロール食を与えられたウサギが、大動脈に動脈硬化を生じていたというものだ。ただ、この研究は長らく埋もれていた。「発掘」されたのは第二次世界大戦後のことである。

一九四〇年代から五〇年代にかけてコレステロール学説を体系化したのが、米国人栄養学者のアンセル・キーズである。彼は、「コレステロールは動脈を詰まらせる」「血中コレステロール値を上げるのは動物性脂肪の摂りすぎが原因である」と主張し、現在に至るコレステロール神話のモデルを作り上げた。

一九六〇年代に発表された米国のフラミンガム・スタディ（研究）では、喫煙、高血圧とともにコレステロールが「梗塞（こうそく）と関連がある」とされた。ただし、コレステロール値から梗塞のリスクを予測できたのは、五〇歳以下の成人男性についてのみであり、しかも、予測されるリスクはわずかなものだった。

さらに、コレステロール研究者たちは、血漿（けっしょう）を遠心分離機にかけるテクニックを導入して、脂質が豊富な粒子（リポタンパク：血中での脂質の運び屋）をその比重に応じて分離することに成功した。こうして、比重の高いリポタンパク（ＨＤＬ）と比重の低いリポタンパク（ＬＤＬ）が誕生した。

その後、フラミンガム研究の研究者たちが「ＨＤＬ-コレステロールが多いほど梗塞のリスクが低い」ことを示唆したため、ＨＤＬ-コレステロールは善玉とされ、ＬＤＬ-コレステロールは悪玉とされたのである。

こうして生まれたコレステロールの善玉・悪玉説はその後、世界のすみずみまで浸透し、今日に至っている。

新説に新説を重ねて守られる理由

日本動脈硬化学会が発表している「動脈硬化性疾患予防ガイドライン」（以下、「ガイドライン」）は、当初、総コレステロール値のみを重視していた。

だが、総死亡率との関係で不都合が生じてきたため、二〇〇七年の改訂版では、「悪玉」のＬＤＬ-コレステロールを重要視するようになった。当時は、ＬＤＬ-コレステロール値と総死亡率の関連はまだ明らかになっていない、と考えていたため、ＬＤＬ-コレステロールで心筋梗塞のリスクを説明しておけば、しばらくは総死亡率の話はしなくてもよいので、時間稼ぎができると考えたのであろう。

これは、いい換えれば、当初のコレステロール悪玉説が間違っていると認めたことになる。「総死亡率」をガイドラインに入れないのは、重大なミスだ。

実はＬＤＬ-コレステロール悪玉説も急場しのぎに過ぎず、すぐに別の説に乗り換えることになるだろう。

その証拠に、二〇〇七年度版の「ガイドライン」では、「ＬＤＬ-コレステロール値が高いと心筋梗塞になる」という疫学（えきがく）調査がないどころか、いくつかの疫学調査により「ＬＤＬ-コレステロール値は高くても、総死亡率から見れば問題ない」ことが判明してしまっている。

「疫学調査」とは、健康上の問題とその要因と考えられるものの関係を解明するために、疾病率・死亡率などの時間的変動や頻度などを統計学的に調べる調査方法である。ただし、この疫学調査によって因果関係を突き止めることはできない。

せっかく乗り換えた「悪玉」ＬＤＬ-コレステロールも、こうして情けない結末を迎えることになり、早くも次の「悪玉」を出す準備をしないといけないわけだ。

すでにいくつかの候補が考えられていて、その一つがsmall dense LDL（小粒子の比重が高めのＬＤＬ）である。まだ疫学調査が出ていないから、こうすれば、しばらくの間、また時間稼ぎができるというものだろう。

「今までの科学では解明されていなかったが、最近の測定技術や科学的理論の進歩により、これからはＬＤＬよりもっと危険性の高いコレステロール（small dense LDL）で高コレステロール血症を定義します」

そういうこじつけになるだろう。

コレステロールは「金のなる木」

結論からいおう。もともとコレステロールは安全なのだ。動物に必要な、細胞膜の構成成分なのだから、どこまでいってもきりがない。

「コレステロール悪玉説」を唱える人たちが、こうして次から次へと方針を変えることになるのは、いったいなぜなのだろう。

その理由は、恐ろしいことに、コレステロール＝悪玉としておいたほうが、圧倒的に経済効果が高いからだ。コレステロール値を低下させる「スタチン」という薬だけで、日本では年に二五〇〇億円も使用されている。全世界だとその金額は三兆円に上る。

そうなると、スタチンの関係者にとって「コレステロール無害説」など許せるはずがない。大量の「情報」を発信して、反対派の声をかき消さなければならないことになる。コレステロールの是非に関して何十年も決着がつかないのは、間違った理論を守るために巨大な金銭的バックがついているからである。

まさに、多数決で科学的真理を決める「天動説の戦い」である。

このため、筆者のように「コレステロール無害説」を説き続けても、一銭の得にもならないどころか、医学界からは異端者扱いされることになる(なお、筆者は二〇〇九年に『コレステロール 嘘とプロパガンダ』〔篠原出版新社〕という、本書でもたびたび取り上げる翻訳書を出版したが、報酬〔原稿料や印税〕はまったくなくて、すべて現物支給である)。

ただ、日本の一般の研究者たちは非常に質が高く、学会などで筆者がコレステロール悪玉説の問題点を指摘すると、多くの医師や研究者が極めてまじめに聞いてくれる。

要は、発信される情報量の差なのである。

LDL-コレステロールは「善玉」

前述したように、日本動脈硬化学会は二〇〇七年、新たな「ガイドライン」を作成し、高LD

L-コレステロール血症（脂質代謝異常）に関する対処法を記載した（６ページの表を参照）。

このガイドラインによれば、ＬＤＬ-コレステロールは「悪玉」であるから、血中に１４０mg／dL以上あれば「脂質異常症」としている。「善玉」のＨＤＬ-コレステロールが40mg／dL未満か、中性脂肪（トリグリセライド）が１５０mg／dL以上でも「脂質異常症」となる。

従来、基準としていた「総コレステロール値」から、いわゆる悪玉の「ＬＤＬ-コレステロール値」に変更されたわけだが、これは一見合理的に見えて、実は大いに問題がある。

そもそもＬＤＬ-コレステロールの疫学調査は、このガイドラインが発表された当時は、日本では東海大学の大櫛陽一（おおぐしよういち）教授の調査しかなかった。しかし、そこでは、ＬＤＬ-コレステロールは「善玉」だったのである。

「高ＬＤＬ-コレステロール血症」に対して、ガイドラインでは、基準値は「投薬の基準値ではない」ことを示している。ただし、別の治療法（生活習慣の改善）を進めるようにも指示しており、それでも目標値に達しない場合は「薬の使用もあり得る」としている。

では、生活習慣の「改善」でコレステロール値は減るものなのか。

「メガスタディ」という大規模臨床試験によると、食事療法をしても、コレステロール値はほとんど変化しない。ガイドラインでは、コレステロール値が減らなければ「薬の使用もあり得る」

というのだから、これは、最初から投薬を意識した記述にほかならないのだ。

さらに気味の悪いことに、世界的にも、コレステロール値を低下させるような食事療法をしてうまくいった例しがないのである（詳しくは、日本脂質栄養学会・コレステロール ガイドライン策定委員会監修『長寿のためのコレステロールガイドライン 2010年版』［中日出版社］を参照）。

メガスタディは、まだ心筋梗塞を起こしていない高コレステロールの患者を対象に、コレステロール低下薬（三共［現在の第一三共］の「メバロチン」）を用いて冠動脈疾患の発症を減らそうとした研究（一次予防研究）である。

八〇〇〇人近くの被験者を無作為に二群に分けて、一群には食事療法のみ、もう一群には食事療法とメバロチン投与を行い、六年間追跡した。三共が全面的に援助しているため、後述するように、多くの疑問点が出された。

日本動脈硬化学会のガイドラインは、一見体裁は整っているものの、コレステロール値が低下したこと、イコール「健康」とは結論できない代物なのである（詳しくは第3章を参照）。

そもそも、LDL-コレステロールは「善玉」である。LDL-コレステロール値は全身機能の「健全性」を示す栄養指標なのである。

ガイドラインの九つの問題点

本章では、日本動脈硬化学会のガイドラインに関する重大な問題点について、以下の九点を指摘しておく。次章ではさらに、最近、海外で発表された抗コレステロール薬「スタチン」に対する、根底を覆（くつがえ）すような批判を記することにする。

日本動脈硬化学会のガイドラインは以下の点が問題である。

❶ガイドラインでは、前述したように、それまでの総コレステロール値をやめて、LDL-コレステロールの値で議論を進めるよう指導している。にもかかわらず、LDL-コレステロールの疫学調査がまったく示されていない。

何らデータを示さずにLDL-コレステロールの値を下げるような指針（簡単にいえば140mg／dL以下を目標とする）を出しても、まるで科学にならない。この時点でガイドラインはすでに失格である。

❷日本での総コレステロール値についての疫学調査では、ほとんどすべてが240〜260mg

／dL（あるいはそれ以上）で総死亡率がいちばん低下しているにもかかわらず、ＬＤＬ-コレステロール値で１４０mg／dLという基準値を使用している。これは総コレステロール値では２２０mg／dLに相当する。

また、ガイドラインには、コレステロール値と総死亡率の記述がない。ガイドラインに従えば、「いちばん死ににくい人たち」に対して「それではいけない、コレステロール値をもっと下げなさい」といっていることになる。「いちばん死ににくい」とは「いちばん健康である」ことを示すのと同義だろう。いちばん死ににくい人たちはそのままでいいのである。ほっといてほしい。

われわれの研究では、必要なデータがそろっている五つの研究をもとに行ったメタ分析（複数の研究成果を重みづけをして平均化し、より信頼性の高い結果を求める手法）において、総コレステロール値が高いことに対して上限はないが、逆に低いと「死亡率が男女とも高まる」ことが示されている。詳しくは74ページ以降で解説する。

❸日本では、女性についてコレステロールの危険性が示されたことはほとんどない。治療に至っては、一次予防（病気を発症していない人に対して、その予防をすること）での有効性すら否

定されている。それなのにガイドラインでは男女を分けていない。

第2章を読めばわかるように、そもそもコレステロールに関して何らかの治療をすること自体にほとんど意味がないので、男女で分けようが分けまいが、どうでもよいことなのだが。

❹ガイドライン作成にかかわる委員たちの「利益相反」情報が公開されていない。

「週刊朝日」二〇〇八年三月一四日号に、

「コレステロール基準、ガイドラインを決める学会重鎮（じゅうちん）に治療薬メーカーから莫大な『寄付金』」

と題する記事が出て、学会の重鎮がいかに多額の寄付金を受け取っているかが一部、公表された。これは国立大学の発表をもとに書かれており、私学では、寄付金を公表していないため完全に藪（やぶ）の中である。

同時期（三月三〇日付）の読売新聞には、委員たちの受け取った寄付金額までが、実名で記載されている。

寄付金の額としては、製薬会社大手の三共（当時）が圧倒しており、このことはメガスタディでも重要な問題となってくる。

名前を公表された学会の重鎮たちは、寄付金の存在はガイドライン作成に対して「まったく影響を及ぼしていない」などと主張しているが、これはあまりにひどい話である。

筆者自身の研究では、彼らとは桁違いに少ないものの、魚油とn－3系脂肪酸の関連会社からそれなりの寄付金を得ているが、このことは、二〇〇七年より学会やセミナー等でも公表しており、自ら「バイアスがかかる可能性」を認めている。

利益相反の情報は、「公表」すればすむというものでもない。「米国医師会誌」には、「その公開を免罪符にするな」という指摘が出されているくらいなのだ。

さらに、超一流医学誌の名誉編集長であるジェローム・カッシラー氏は、二〇〇四年八月一日の「ワシントン・ポスト」紙で、

「製薬企業と金銭的につながっている医師・科学者に、利益相反を開示する義務を負わせるだけでは不十分だ。彼らにガイドラインの作成を決して許してはならない」

と主張している。

日本でガイドライン作成に関与した委員たちが「公開」すらできないのは、寄付金により想像を絶するほど大きい影響を受けているからだろう。そう考えざるを得ない。

❺ガイドラインがその論拠としている疫学調査（ただし総コレステロール値）では、関連する

死亡者（高コレステロール群での冠動脈疾患死）数がわずか一桁しかいない。

ガイドラインに利用されているNIPPON DATA 80のデータでは、確かに総コレステロール値が高い人たちで冠動脈疾患による死亡率が高くなっている。しかし、死亡者数の欄を見るとどれも九人以下なのである（詳しくは79ページ以降で解説）。

国の医薬行政を左右するガイドラインを作成するにあたって、コレステロールを危険とする根拠が、危険とされるカテゴリで死亡者数がどれも一桁では、あまりに貧弱というものではないだろうか。

しかし、現実には、この程度のデータしか存在しないのである。しかも、これは「悪玉」と説明するLDL-コレステロール値のデータではない。総コレステロール値のデータである。

❻前述したように、日本で「高コレステロール血症」に対して食事療法を行い、有益であったことを示すデータはない。世界的にも、コレステロール値を低下させるような食事療法でしっかりした効果の得られた試験はない（70ページ以降で述べる）。

日本で行われたある研究では、実は、高コレステロール血症に対する食事指導によって、逆に心筋梗塞が三倍近くに増えている。その詳細は第3章で解説する。

製薬会社が音頭を取った「試験」

❼日本でほとんど唯一の、コレステロールに関する無作為対照試験に近いメガスタディには、重大な欠陥が多々あるにもかかわらず、それが利用されている。

無作為対照試験とは、対象者を無作為に二群に分け、一方に試験薬、他方に偽薬を投与して（あるいは薬の投与なしで）比較する科学的研究法である。

ガイドラインでは、コレステロール値を低下させる薬として「スタチン」が推奨されている。そしてスタチンの一つ、三共（当時）の「プラバスタチン（商品名：メバロチン）」を用いたメガスタディが利用されているが、この研究は、以前から多岐にわたる欠陥が指摘されており、とてもまともな研究とはいえないものなのだ。

これは実質的には一九九〇年代から始まった臨床試験で、ほぼ当初から三共の援助を受けて進められた。八〇〇〇人程度の高コレステロール血症の患者を無作為に二群に分けて、一方では食事療法によりコレステロール値を低下させて（実際はほとんど低下していない）、もう一方には食事療法のほかにプラバスタチンを服用させた（両群に食事療法を実施したのが重要であることが、あとでわかる）。

最初は五年間の予定で臨床試験を始めたが、期待した結果が出なかったためか、途中から六年に延長されて終了した。六年間の期間中、プラバスタチンを服用した群のほうが冠動脈疾患を起こす確率が三分の二に減ることが示されていた。

だいたいにおいて、三共が全面的に援助した研究で、その魂胆は明らかなため、そこに正直さを求めたら酷というものだろう。どんな社員、どんな科学者だって、空恐ろしい利益相反（ジレンマ）に悩むはずだ。

商売のためと割り切ってしまい悩まないようなら、そんな人は即刻、この業界から去るべきだろう。いろいろ悩んだ末に妥協点を自ら見つけるはずだ。そして、妥協点が見つかれば、その時点で、もはや科学から距離を置いたことになる。

以下、メガスタディの問題点をかいつまんで列挙しておこう（**図1-1**を参照）。

（１）この研究は、信頼度の高い「二重盲検法」（二重盲検法については41ページ参照）ではない。

（２）死亡例など客観的に検証できるデータではなく、医師の主観により評価の分かれる病気（狭心症）の診断を基準としている。

（３）当初五年の研究だったのが、途中で六年に延長している。こんなルール違反は現在では許されていない。

（4）患者にも総コレステロール値が明らかにされているため、メバロチン（薬）を服用しない食事療法だけの群のほうが、コレステロール値を下げようとより厳密に食事療法を行うことになるなど、食事療法の遂行程度に差が生じたと考えられる（実際の遂行率は、どういうわけか公表されていない）。

当時の食事療法では逆に心筋梗塞を増やすため（後述）、メバロチンを服用してコレステロール値が低下した群では、食事療法をきちんとしなくなったことから冠動脈疾患が減った可能性が大きい。

（5）途中で（六年目で）被験者が三分の一に減ってしまっている。メバロチンを服用する群では、この前後で一年以上にわたり症例が報告されていない（図1-1参照）。

このように通常ではあり得ないことが起こる確率は一パーセントしかあり得ず、薬が偶然効いたとする確率も一パーセントであるため、この研究は数学的に破綻したといえる。

薬の有効性を認めると、一例も症例が出なかったことが偶然とはいえなくなるが、これは、わざとなのか？　あるいは研究そのものの破綻なのか？

（6）仮に、この研究が一〇〇パーセント正しいとして、その場合の薬の効果を考えてみよう。

図1-1　プラバスタチンによる心疾患一次予防のメガスタディ

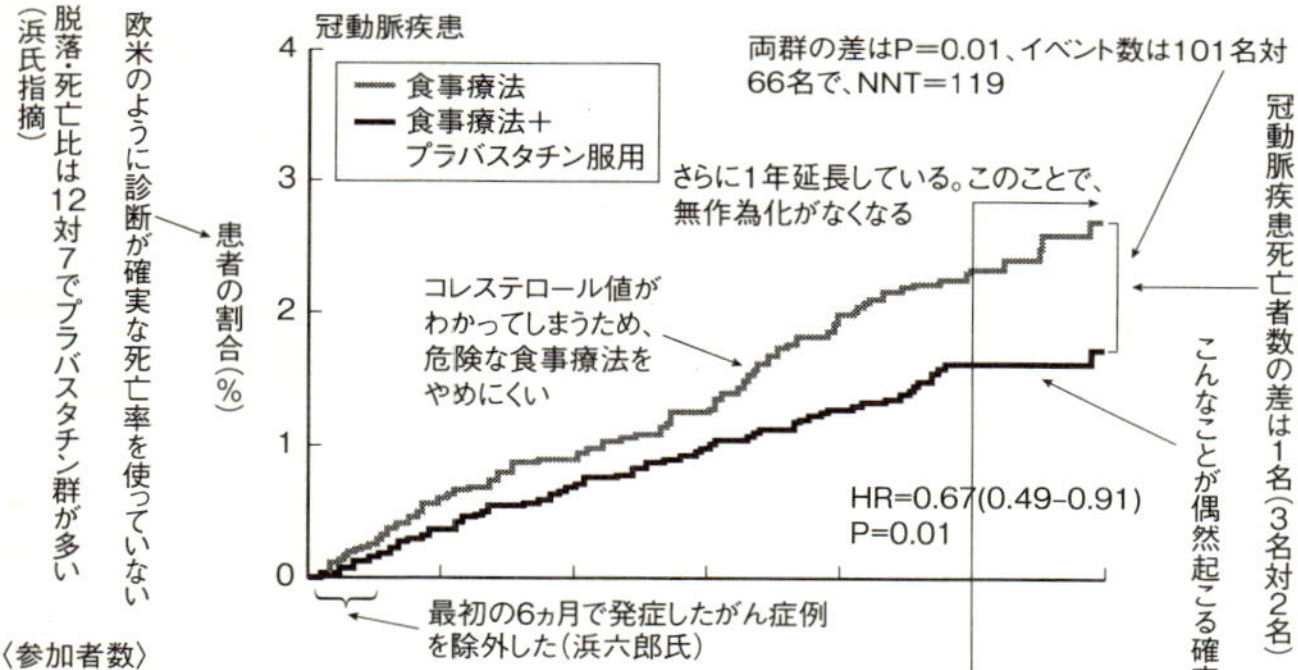

〈参加者数〉

食事療法	3966	3758	3648	3529	3430	2476	830
食事療法＋プラバスタチン服用	3866	3642	3490	3385	3307	2434	859

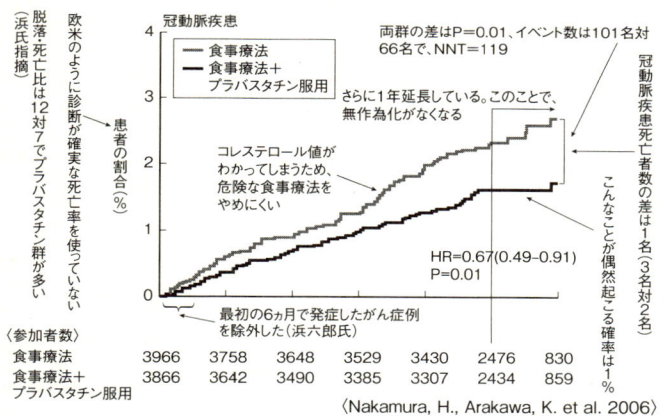

〈Nakamura, H., Arakawa, K. et al. 2006〉

※イベント数＝冠動脈疾患を起こした数
※NNT（number needed to treat）＝1症例を予防するために必要な、治療すべき患者の数。NNT＝100であれば、100名の患者を治療すればその中の1名は病気にならずにすむということ。100を超えるとまったく意味がないといわれている。
※HR（ハザード比）＝危険率。0.67という数字はプラバスタチン（商品名：メバロチン）の服用で冠動脈疾患を起こす率が67%に低下したという意味。
※P＝偶然に起こる確率

「今後六年間にわたり、研究対象者（まだ冠動脈疾患を起こしていない患者）にとって、引き続き冠動脈疾患を起こさないでいられる確率は九七パーセントです。もしメバロチンを服用すれば、何とその確率が九八パーセントまで上昇します。ただし、いろいろな副作用が出るかもしれませんし、通院と医療費の負担もかかります」となる。

一パーセントの差があるように見えるが、前記（1）〜（5）を考えれば、それすらないのである。

冠動脈疾患で死亡した人は六年間で、メバロチン群で二名、対照群で三名である。こんな説明を受けて、いったい何人の患者が治療を受け入れるというのだろうか。

（7）すなわち、この研究は「メバロチンには意味がなかった」ことを証明している。

❽ＬＤＬ-コレステロール値の測定法が、かなりいい加減であることが判明した。誤差範囲は、マイナス五二・五mg／dL〜プラス三二・三mg／dLといわれている。

このため、ガイドライン発表後の二〇〇九年に日本動脈硬化学会はＬＤＬ-コレステロール値を直接測定することを中止し、以前の総コレステロール値の測定に戻して、ＬＤＬ-コレステロール値は「フリードワルドの計算式」で計算するようにと発表した。

LDL-コレステロール＝総コレステロール－HDL-コレステロール－トリグリセライド×0.2

という計算式である。

❾欧米で行われているスタチンの有効性を示す臨床研究に関して、重大な疑問が出てきた。製薬会社による破廉恥（はれんち）な情報操作が明らかになったのである。

当初「画期的」とされた米国メルク社の4S研究は、その後の追試に成功していない。これは第2章で詳述する。

以上、❶~❾のどの問題点も致命的なものなのだが、専門的になるので、これ以上は言及しないでおく。

しかし、❽の測定法に至っては、質（たち）の悪いお笑い番組を見ている気分にさせられる。それを正直に発表した点だけは評価しよう。自らガイドラインに落第点をつけたということなのだから。

ガイドラインの最後の問題点、コレステロール値低下薬「スタチン」についての疑問は、次に章を設けて語ることにする。

コラム① 専門家を信じるな！

進歩の対岸にある大きな問題

かなり逆説的ないい方になるが、そのままの意味と受け取ってほしい。

専門家を信用するべからず。……「科学」が、進歩することを前提とするのなら、この言葉はまさに正しい。なぜなら、進歩とは、それまでいわれてきたことが間違っている、ということになるから。

いまだに続く軍備拡張やバカげた戦争を考えると、ちょっとクエスチョンマークがつくのだが、それでも筆者は、昔のデタラメさ加減を思うとき「社会」は確実に進歩していると思う。だから、社会に関連する専門家たちのいっていることは、未来から見れば間違ったことになる可能性が常にある。だから全面的に信じることはできない。

「科学」も同様だ。ここに、進歩という側面よりもっと重要な問題が出てくる。

守れなかった「モラルの一線」

専門家はなぜ専門家なのか。それは、彼らには一般人が普通には持てない専門知識があるということだ。専門知識とは商品そのもので、賞味期限こそついているものの、人に売ることができる。専門家は、それを売って生きている。

買う人はいったい、誰だろう。それこそ、ありとあらゆる人が買う。ほかの商売と同様、専門家にとっても顧客は大切だ。「お客さまは神様」なのである。

そこで、もしも専門家のお客さま＝神様が製薬会社となった場合、一般の人たちは恐ろしくならないだろうか。製薬会社は人命にかかわる仕事をしているのだから、「モラルの一線」を越えることはない、と読者は思うかもしれない。

でも、それはあまりにお人好しな話だ。現実に、たとえばそれは、薬害エイズ被害者の存在で証明されてしまっている。製薬会社も、厚生労働省も、学者たちも「モラルの一線」を守れなかった。欧米でのデタラメぶりについては、次章でも語るとおりだ。

専門知識が「商品」になることから、専門家の上にも「神様」がいることがわかる。あるときは企業で、あるときは為政者（厚生労働省）かもしれない。

これは、専門家が何かをいい出したとき、「いったい、それで誰が得をするのか」と考えれば、極めて簡単に判断できる。得をする人が一般人で、企業や為政者の得にはならない場合は、信用性が高いといえる。

これからの時代は、「専門家のあり方」が問題となるだろう。「どこか」からごっそりお金が入るシステムができている場合は、「金のためだろう」と判断される可能性が生まれるということだ。

筆者の研究も、その「どこか」から極めて少量だがお金が入っている。本書の巻末（178ページ）に記載しているような分野では、それなりにバイアスがかかってしまうかもしれない。

少なくとも筆者は、その「どこか」への義理と、研究者としての良心の間で戦っていることを告白しておく。

第2章　コレステロール薬スタチンのコワ〜イ話

欧米の臨床研究への重大な疑問

第1章では、日本動脈硬化学会の「ガイドライン」にいかに問題点が多いかを九点にわたって示したが、どの点をとらえても致命的といわざるを得ない。

これは日本だけの話ではない。コレステロール理論を強化するはずだった「スタチン」による臨床研究に関して、欧米でも、とんでもないほころびが出てきた。

スタチンとは、高コレステロール血症の治療に用いられる薬である。HMG-CoA還元酵素という物質の働きを阻害することで、肝臓におけるコレステロールの生合成を低下させる。その結果、コレステロールを恒常的に維持するために肝臓でのLDL粒子の受容体が増え、血液からLDL-コレステロールの取り込みが促進されてLDL-コレステロール値が下がる。

スタチンには、アトルバスタチン（リピトール）、シンバスタチン（リポバス）、ピタバスタチン（リバロ）、プラバスタチン（メバロチン）、フルバスタチン（ローコール）、ロスバスタチン（クレストール）、ロバスタチン（メバコール）などの種類がある［（　）は商品名］。

スタチン以外の、最新のコレステロール値低下薬に関しても破滅的な結果となっているのだ。以下、四点にわたって説明しよう。

❶「4S」という画期的な研究結果が米国で発表された。しかし、これを信用してはあまりにお人好しというものだ。

一九九四年、超一流医学誌「ランセット(Lancet)」に4Sという研究結果が発表された。4Sは「Scandinavian Simvastatin Survival Study」の略で、米国の巨大医薬品企業メルク社がスポンサーとなり、欧州のスカンジナビア四ヵ国で四四四四名の冠動脈疾患既往者に、スタチンの一つである「シンバスタチン」、そしてプラセボ(偽薬)を二重盲検法で投与し、五・四年間追跡した研究である。

「二重盲検法」とは、本物の薬と、外観や手触りなどが同じように見える偽薬の二種類を準備して、被験者や試験者(医師)にわからないように処方して効果を見る試験である。これにより、思い込みによるプラセボ効果を排除して、信頼性のあるデータが得られる。

4Sでは、スタチンの投与により、総死亡率で三〇パーセントもの低下が見られ、このうち冠動脈疾患での死亡に関しては何と四二パーセント低下という結果が出た。大成功である。

ほとんどの研究者が、この研究で「コレステロール神話」はついに完全に証明されたと感じた。当時はまだコレステロール学説信者であった筆者も、その確信を強くしたものである。

ところが十数年して、いろいろなことがわかってきた。このとき上がった数値が、のちの研究ではまったく確認できないことがわかり、大きな問題となったのである。

表2-1は、これまでに海外で発表されたスタチンによる介入試験の結果を、フランス国立科学研究センターのド・ロルジュリル教授がまとめたものである。

対象者の治療内容や生活習慣・生活行動を作為的にコントロールすることを「介入」という。二重盲検試験は典型的な介入試験である。

これによると、4S以外の研究で総死亡率が有意に低下したのは「LIPID」の二二パーセント減少と「HPS」の一二パーセント減少がある程度だ。表には出ていないが、二〇〇八年に発表された「JUPITER」試験（後述）で、総死亡率が二〇パーセント低下している。

しかし、この試験はあまりに怪しいため、「コレステロール学説」信奉者ですら、その引用を敬遠することがある。残りのすべての研究で、スタチンは総死亡率に影響していない。どう考えても総死亡率で三〇パーセントも低下した4Sの結果はできすぎなのだ。

表2-1の中央の欄では、スタチンにより非致死性冠動脈疾患は減少したが、致死性冠動脈疾患には有効でなかった場合を不一致として「無」と記載している。両方とも有効、あるいは無効であれば一致しているとして「有」となっている。症状の訴えによって診断が影響される非致死

表2-1　全死亡率と、冠動脈疾患による致死率と罹患率の一致についてのまとめ

年度/試験	総死亡率の減少 （　）内は対照群	冠動脈疾患による致死率と罹患率の一致	スポンサーの影響
1994/4S	有	有	有
1995/WOSCOP	無	無	有
1996/CARE	無	無	有
1998/LIPID	有	有	有
1998/AFCAPS	無	有	有
2001/MIRACL	無	無	有
2002/PROSPER	無	無	有
2002/ALLHAT	無（vs active contr）	有	無
2002/HPS	有	有	有
2003/ASCOT	無	無	有
2004/ALLIANCE	無（vs usual care）	無	有
2004/A to Z	無（H vs L）	無	有
2004/PROVE IT	無（H vs L）	無	有
2004/CARDS	無	無	有
2005/TNT	無（H vs L）	無	有
バイオックス・スキャンダルの影響が出始める			
2005/IDEAL	無（H vs L）	無	有
2005/4D	無	有	無
2006/ASPEN	無	有	無
2006/SPARCL	無	無	有
2007/CORONA	無	有	無
2007/ILLUMINATE	無（± トルセトラピブ）	有	有

〈『コレステロール　嘘とプロパガンダ』（ミッシェル・ド・ロルジュリル著）中の表をまとめて改変〉


（　）のついていない「有」あるいは「無」は偽薬との比較試験を表す。

H vs Lとは高用量と低用量の比較。usual careは通常治療、active contrは実対照薬（効果のある対照薬）を意味する。

トルセトラピブとはコレステロールエステル転送タンパク阻害薬（HDLを増やす）。この薬を用いた試験では、予想外の死亡率増加が見られた。

性冠動脈疾患は、客観的検証が極めて難しいため、非致死性冠動脈疾患だけが有効（「無」と記載）では明らかに信憑性（しんぴょうせい）に欠ける。

表2-1はすべて二重盲検法となっており、客観的検証ができるよう保証されているはずだが、実はそうではない。被験者から症状の訴えがあり診断が必要となれば、間違いのないよう、医師にはすべてのデータを確認できるような権限が与えられている。その中には当然、コレステロール値も入っている。コレステロール値が低ければ実薬群と、すぐ見当がつく。

そこで、医師には「スタチンを服用しているのだから冠動脈疾患は起こさないだろう」という先入観が生まれる。非致死性の疾患の診断に関し、実薬群と偽薬群の差の三分の一は、このようなバイアスで説明される。

右端の欄はスポンサー企業の遍在性で、企業の思惑（おもわく）に強く影響されている可能性を示している。このうち「無」の部分（ALLHAT、4D、ASPEN、CORONA）を見ると、ことごとくスタチンの有効性は認められず、非致死性だろうが致死性だろうが無効なため、中央の欄は「有」となっている。

❷バイオックス・スキャンダル以後は、論文の質がよくなったと考えられる。

これもド・ロルジュリル教授の指摘だが、二〇〇四年に米国の製薬会社メルク社のＣＯＸ-２阻害薬バイオックス（Ｖｉｏｘｘ）に関する「スキャンダル」が発覚して、多くの製薬企業が自制を始めた。このために、スタチンその他の薬の「有効性を示す論文」の勢いがかなり低下したのだという。

バイオックス・スキャンダルとは、メルク社による副作用の隠蔽(いんぺい)事件である。バイオックスは「副作用のない画期的な痛み止め」として一九九九年に発売されたが、その後、即座に効果が上がらないばかりか、心血管障害のリスクが高まる危険性が、ある臨床試験で明らかになった。そのリスクは非服用の四倍になるという。

バイオックスによる被害者は公式発表で一五万人、または二〇万人にも上ると見積もられた。そして、その三分の一が亡くなった。メルク社は、危険性が明らかになっているにもかかわらず、それを隠蔽していたのである。

メルク社がバイオックスの回収を決定したのは、商品化からようやく四年後のことだった。その後、メルク社への訴訟があいつぎ、メルク社は被害者に莫大(ばくだい)な和解金を支払うこととなる（二〇〇七年当時で五〇〇〇億円近い和解金を支払っている）。

このバイオックス・スキャンダルを契機として、二〇〇四年、ＥＵでは臨床試験に関して新しい規制法が制定された。臨床試験はすべて申告することとして、結果が治験薬にとって望ましくないものであっても「できるだけ早く報告する」という規制である。この新法が施行される以前は、伏せておきたい結果の試験は公にはしなくてもよかったが、新法施行後は、すべての臨床試験の結果を明らかにしなければならなくなった（実際に、以前行われたＥＸＣＥＬ試験あるいはＫＡＳＨＩＭＩＲ試験は、いまだに詳細がわかっていない。少なくともＥＸＣＥＬでは、スタチン群のほうが分が悪い。ＫＡＳＨＩＭＩＲに関してはまったく発表されていない）。

医学雑誌の編集者による国際委員会でも、臨床研究の登録制度を義務化しており、そのことは「ニューイングランド・ジャーナル・オブ・メディスン」誌（これも超一流誌）に掲載されている。

バイオックス・スキャンダルの影響が出てからは、スタチンはコレステロール値を下げるものの、冠動脈疾患を予防する効果について「有効」とする試験は、ほぼ出現しなくなった。

表2-1で、バイオックス・スキャンダル以後の欄を見ると、製薬会社が大きく絡んでいても総死亡率で有効性が明らかになったものは少ない。表には記載されていないが、「スタチンは有効」とする研究はただ一つ、二〇〇八年の「ＪＵＰＩＴＥＲ」試験だけである。

ＪＵＰＩＴＥＲ試験は、コレステロール値は正常だが、ＣＲＰ（Ｃ反応性タンパク。炎症反応を示す指標）の高い人にロスバスタチンを投与して、心血管系疾患を減らすことができたとする研究だ。

ロスバスタチン群で非致死性心筋梗塞が二二例、致死性心筋梗塞が九例（致死率二九パーセント）。一方のプラセボ群では、非致死性心筋梗塞が六二例、致死性心筋梗塞が六例（致死率九パーセント）となることがわかった（発表された表などから計算できるが論文には記載がない。致死性心筋梗塞の数が表にないため、心筋梗塞の総数から非致死性心筋梗塞の数を引いた）。

普通はどの国でも致死率は五〇パーセント近いのに、ここでは不自然に低すぎる。しかも、プラセボ（偽薬）を使うと致死率が一〇パーセントを切っている（つまり、プラセボを売っても儲かる!!）。こんな論文が、最高の権威を持つとされる医学雑誌に出ていたのだ。

表２-１に、バイオックス・スキャンダルの影響がはっきり出る直前の研究で、「ＴＮＴ」試験がある。この研究は、二〇〇五年に発表されているのだが、どんなものか見ておこう。安定した冠動脈疾患既往者にアトルバスタチンを投与して（リピトール高投与量群八〇ミリグラムと通常量投与群一〇ミリグラム）、高投与量群で冠動脈疾患が低下したという報告である。

ＪＵＰＩＴＥＲ試験と同様、情けないことに、この研究には突然死がデータに含まれておらず、死亡率には差がない。心血管系以外の疾患での死亡数が高投与量群（三四名）で一〇ミリグラム群（一五名）より有意に増えているからだ。そのうち女性では、八〇ミリグラム群でがんによる死が三倍以上も増えている（一九名対六名）。

「ニューイングランド・ジャーナル・オブ・メディスン」誌の副編集長を二〇年務めたマルシア・エンジェルは、二〇〇八年の「ＪＡＭＡ」誌で、

「医者はもはや、正当な、信頼できる情報を医学論文に頼ることができない」

と嘆いている。医学研究論文の恐ろしさについて警鐘（けいしょう）を鳴らしたのだ。

科学論文には普通、内容を審査して「受理するか否か」を決めるレフェリー制度があり、最高レベルの医学誌では、その制度がしっかりしていると考えられてきた。マルシア・エンジェルは、この医学誌の情報の信頼性について暴露したのである。特に、製薬会社が絡（から）んだ場合の質の悪さに言及している。

こうして、信頼性に足る医学情報は、利益相反問題のない著者による論文へと移ってきた。医学誌自体の質ではなく、研究者の質に頼るということである。

❸ 糖尿病患者にはどうか

「リスクを多数抱えている患者では、スタチンがより有効である」という考え方は極めて怪

しい。

メガスタディの怪しさはすでに述べたとおりであり、「メバロチンで、冠動脈疾患（実質的には狭心症）を起こさない確率が九七パーセントから九八パーセントに上昇」という結論すら、実は成立していないのである。

スタチン支持派なら、そこで「コレステロール値が高ければ誰にでもすぐスタチンを投与するわけではない。ほかのリスクもあり、危険な人にしか使用しない」と反論するかもしれない。しかし、本当にそうするなら、日本では、医療費が少なく見積もっても一五〇〇億円は削減できる計算になる。

糖尿病や、高血圧を合併している高コレステロール血症患者でも、そうでない患者と比べて「スタチンが同等に効く」というメタ分析がいくつか出ている。このため、一般には、リスクが多い患者でのスタチン使用が常識化している。

特に糖尿病に関しては、二〇〇八年にメタ分析が紹介されており、糖尿病がある場合は迷わずスタチンを投与するよう勧めている。このメタ分析を見ると、面白いことがわかる。

二〇〇八年に発表されているのに、二〇〇四年以後に発表されたいちばん大切な論文（4DとASPEN）が分析に組み込まれていないのだ。「いちばん大切な」とはどういう意味か。「糖尿病患者にコレステロール値低下医療が有効か」を特別に調べた研究を故意に組み込んでいないということだ。

4Dも、ASPENも、被験者は一〇〇パーセントが糖尿病患者である。以前の研究では糖尿病患者が一～三五パーセントしか含まれていなかったので、研究が終わったあとに後づけで糖尿病患者を選び出して計算することになり、この方法（サブ解析）にはかなりバイアスのかかることが知られている。

実際に、サブ解析で「有効である」とされたアトルバスタチンという薬でⅡ型糖尿病患者を治療したところ、一次予防だろうが二次予防だろうが効果は出なかったのだ（ASPEN試験）。

また、4Dでは、血液透析を受けている糖尿病患者を対象に、やはりアトルバスタチンを利用して検討しているが、総死亡率および非致死性心筋梗塞に影響がなかった。

このように、「リスクが多くてもスタチンは有効」という考え方をそのまま受け入れることは、かなり危険だ。

どちらにしても、いちばん重要な研究を「わざと分析に含まない」という二〇〇八年の糖尿病のメタ分析は、科学とはいい難い。このメタ分析を実質的に行ったのは、オックスフォード大学の臨床試験ユニットCTSU（Clinical Trial Service Unit & Epidemiological Studies Unit）である。CTSUから発信されるものは信頼できるものではない。

このCTSUというグループは、何のことはない。大学内に製薬会社が設立した出店なのである。製薬会社から一〇〇億円以上の援助を得ている。研究にCTSUが絡んだ場合は要注意だ（詳しくは拙訳書『コレステロール 嘘とプロパガンダ』を参照）。

では、糖尿病患者だけでの研究はどうなったのか。四つの報告があり、そのうち二つはすでに述べた（4DとASPEN）。もう一つは、スタチンとは別系統の薬（フェノフィブラート）での研究（ACCORD）で、スタチン＋フェノフィブラート対スタチンのみの比較だ。冠動脈疾患等の発症に差はなく、コレステロール低下医療には意味がないことがわかった。

一報のみ「スタチンの有効性」を示しているが、この研究は予定より二年も早めに、大した根拠もないのに中止されてしまった（CARDS）。中止の場合は、一般には「効果が明らかとなったので、対照群患者にこれ以上偽薬を投与し続けるのは倫理的に問題」という理由をつけるものだが、このように研究を途中で中止する場合は結果を誇張されることがわかっており、信用できない。しかも、早めに中止すればそれだけ早く宣伝に利用できる。ますます信用できない。

二〇〇四年頃までは、介入試験の期間短縮などということがしょっちゅう行われていた。さすがに最近はあまり聞かないが、この「CARDS」という研究では懲(こ)りずに、期間短縮という姑(こ)

息な手を使っている。前述したＪＵＰＩＴＥＲ試験も、たいした理由もないのに期間がかなり短縮されている。

というわけで、糖尿病だからといってスタチンが必要なわけではまったくない。

だいたい、日本で行われたスタチン研究であるメガスタディでは、糖尿病患者に関しては有効性が見い出されていない。高血圧患者でも無効なのだ。

❹ＩＬＬＵＭＩＮＡＴＥの悲劇と、ＥＮＨＡＮＣＥの情報操作が明らかになった。

二〇〇七年に発表された「ＩＬＬＵＭＩＮＡＴＥ試験」は悲劇的結末に終わった。

この試験は、ＬＤＬ-コレステロール値を低下させて、ＨＤＬ-コレステロール値を上昇させるコレステロールエステル転送タンパク阻害薬「トルセトラピブ」と「スタチン」を併用して効果を調べたものである。

その結果、ＬＤＬ-コレステロール値は下がり、ＨＤＬ-コレステロール値は上昇し、脂質の代謝に大きな変化が見られ、「コレステロール学説」から見れば悪玉が減り、善玉が増えたのだから、大いに改善されたことになる。しかし、スタチン単独の使用群と比較したところ、結果は、心血管系合併症（一・二五倍）のみならず総死亡率（一・五八倍）も併用群で有意に増加してしまった。「コレステロール学説」は意味を失ったのである。

死亡数では、がんと感染症が増えているが、ＬＤＬ-コレステロール値が低下しすぎれば感染症が増える可能性はかなり高い（第３章で詳述する）。

もう一つの「ＥＮＨＡＮＣＥ試験」は、家族性高コレステロール血症患者を二群に分けて、「シンバスタチン」とプラセボ（偽薬）あるいは「シンバスタチン」と「エゼチミブ（日本での商品名：ゼチーア）」を投与し、合剤の効果を調べた二重盲検である。

バイエル薬品のゼチーアはコレステロール（および胆汁）の吸収阻害薬であるため、両者を投与した群でＬＤＬ-コレステロール値はさらに低下した。加えてトリグリセライドもＣＲＰも、併用群のほうが有意に低下していた。しかし、頸動脈（けいどうみゃく）の内皮-中皮の厚さの変化は、〇・〇〇五八ミリ対〇・〇一一一ミリと有意差はないものの、シンバスタチン単独のほうが、むしろよい結果となった。

この結果は、二〇〇六年一一月の米国の学会で公表される予定だったが、公表が延期され、その間はまったく意味のないこれらの合剤が売られ続けた。当然、製薬会社の非倫理性が厳しく糾弾されることになった。

また、今までのＬＤＬ-コレステロールへの対応を根本的に考え直す必要性が、一般メディア

（米国の「ビジネス・ウィーク」誌）からも指摘され始めた。

家族性高コレステロール血症はLDLの受容体が半分しかないため、細胞内でコレステロール欠乏が起こり、細胞内のコレステロール合成が高まる。そのため、中間代謝産物が増し、細胞増殖や炎症が進みやすくなる。これが家族性高コレステロール血症で冠動脈疾患が増える原因の一つかもしれない。

家族性高コレステロール血症では、スタチンが、行きすぎた血管の内皮細胞のコレステロール合成を抑える可能性があり、ごくわずかながら有効である可能性が残っている（ただし、死亡率で見た研究はほとんどないため、日本でどうなるかは不明。さらに、副作用のことを考えると勧められない）。

腸でのコレステロール吸収阻害薬（エゼチミブ）を投与しても、細胞内コレステロール合成を抑える方向には作用しないので、効果がないのである。筋肉内でのコレステロール合成では、その中間代謝産物の一つ（イソペンテニルピロリン酸）が筋肉の修復に必要なため、これをスタチンなどで必要以上に止めると大変なことになる（有名な副作用として横紋筋融解症がある）。

なお、「筋肉とスタチンの関係」については、次章のコラム③でも取り上げる。

二次予防には有効なのか

心筋梗塞の二次予防について、スタチンの効果はどうだろう。日本にはデータがないので国外のデータに頼ると、以下のような問題が出てくる。

ちなみに「二次予防」とは、病気の進行を防ぐことを指す。この場合は、すでに冠動脈疾患を起こしている人に心臓発作の予防をすることである。

①国内では冠動脈疾患の発症率が極めて低いため、国外のデータをそのまま利用することには問題がある。

②前述のマルシア・エンジェルの論文にあるように、企業が絡んだ研究はまず信用できなくなってきた（企業がかかわらない大型研究では、スタチンは効果がなかった。表2-1参照）。

③前述のとおり、二〇〇四年にEUで臨床試験に関する法律が発効し、臨床試験の登録制度が始まってから、すべての結果を公表するようになった。その後は、コレステロール値低下療法はほとんど有効性を見い出せていない（特にthe lower the better「低ければ低いほどよい」という概念が崩壊した）。それ以前の研究と圧倒的な差があり、コレステロール値低下療法の問題点、および過去の論文の質を如実（にょじつ）に表している。

スタチンの副作用を体験した人

宇宙飛行士で宇宙医学研究者、米国空軍の航空専門軍医でもあり、のちに家庭医となったデュアン・グレーブリンは、スタチンの副作用を体験した一人である。彼は、著書『Lipitor,Thief of Memory（リピトール、記憶の盗人）』（未邦訳）の中でその体験について語っている。

彼は、ある年の健康診断でコレステロール値が高いことを指摘され、スタチン（リピトール）を服用することにした。服用を始めて六週間後、彼は突然、記憶喪失を経験した。翌日には記憶が戻ったものの、奥さんの顔までわからなくなったという。その後、薬の服用を中止した。

しかし、翌年の健康診断で再びコレステロール値が高いことがわかり、再びスタチンの服用を医師から勧められた。渋々服用を開始したところ、前年同様、六週間後に一時的な記憶障害に陥った。高校卒業の頃から、医学部に入学したこと、結婚したこと、子供をもうけたことまで記憶から消えていたのである。

やがて記憶は戻ったが、このときの経験を契機として、彼は「コレステロール学説」から宗旨替えをしたのである。

彼はこの後、自分の経験を発表し、数え切れないほどの問い合わせを患者さん、および同様な患者を持つ医師たちから受けることになった。彼らの経験は、一過性全健忘（いわゆる記憶喪失）と呼ばれる症状で、映画や小説にしか出てこない極めてまれな現象だった。スタチンがこの世に出てくるまでは。

セックスの喜びが半減する

脳はコレステロール含有がもっとも高い臓器であり、全身のコレステロールのうちの一五パーセントが含まれている。平均すると、これはほかの組織の八倍の濃度ということになる。

脳にはLDLの受容体がないとされ（特に小児期）、血中からコレステロールをもらえない。機能の特化度が心臓と並んで極端に高いため、基本物質の合成などは肝臓に任せるのだが、コレステロールだけは、あまりに重要なために脳は自分で作っている（肝臓以外は普段、まずそのようなことはしない）。

恐ろしいことに、コレステロール合成阻害薬スタチンは脳に入る‼　脳でのコレステロール合成をスタチン類で抑えていると、神経系に影響を与えることが予測される。

そこから、デュアン・グレーブリンの経験した記憶障害のほかに、性機能障害、認知障害など、中枢への影響が理解できる。

二〇〇九年三月五日に米国の全国紙「USAトゥデイ」に載った研究を紹介しよう。一言でいえば、スタチンでコレステロール値が下がると、その分セックスの喜びが減るという内容だ。

この研究は六ヵ月間にわたり、いわゆる「悪玉」のLDL-コレステロール値が高いが、まだ心筋梗塞を起こしていない人を対象としたもので、無作為割りつけで一方の群にはスタチン、もう一方の群にはプラセボ（偽薬）を投与した。

このうち、スタチンの一種「シンバスタチン」の投与を受けた男性患者たちは、LDL-コレステロール値の低下に従って、研究期間中にセックスの喜びが約半分に低下したと訴えた。女性では多少ましだったが、やはり影響を受けていた。別のスタチン「プラバスタチン」（商品名：メバロチン）ではLDL-コレステロール値の低下は少なく、有意差はなかった。

この研究の重要な点は、研究資金が製薬会社から出ているのではなくて、米国政府からの援助による点である。製薬会社の丸抱え研究ではろくな研究結果しか出ないことは、すでに述べたとおりである。

スタチンが脳に入ることや、コレステロール値が低下することを考えれば（脳内ホルモンを始め、多くのホルモンやビタミンDがコレステロールを原料として合成されている）、人の行動に変化が出ることは容易に想像できる。実際に、スタチンの服用で男性ホルモンが減る。

最近、英国医薬品庁は、スタチンの添付書類に、「うつ状態、睡眠障害、記憶喪失、性機能障害といった中枢への副作用と（まれに）間質性肺炎がある」と加えるよう指示を出した。

スタチンの催奇形性

スタチンの胎児への影響については、かなりしっかり報告されている。

一九八七年から二〇〇一年にかけて米国食品医薬品局に、妊娠初期にスタチンに晒されることで、胎児の発育に問題が起きたことを疑わせる一七八例が報告されている。エディソン医師らは、このうち、妊娠初期に流産（半数近くは自然流産）した症例を除き、残りの五二例について精査した。すると、そのうち半数に、脳あるいは四肢に重大な奇形が見つかったのだ。

スタチンは胎盤に大きな影響を与えるため、これが流産、あるいは奇形につながっていると考えられている。脳の奇形は、スタチンがコレステロールの塊ともいえる脳へ侵入し、そこでのコレステロール合成を阻止することが原因となっているのだろう。

ところで最近、「スタチンは心臓病に有用なのだから、水道水に入れてはどうか」という話を何度か見聞きした。有効性を誇張するための誰かの作り話だと思っていたが、ＢＢＣのオンラインニュースにも出始めて、思わず天を仰いだ。

Statin-fortified drinking water?（スタチン強化飲料水？）

誰かのでっち上げではなかった。提案している専門家（医師）の名前が、何とDr.John Reckless。コレステロールのキャンペーンをしているHEART UKという組織の議長だ。

英語のわかる人なら、筆者が質の悪い冗談をいっているのではと思い、引っかからないようにと身構えるかもしれない。Recklessとは「無謀な」という意味だ。

ネットで"Dr.John Reckless"を検索することを勧める（引用符つきで）。冗談をいっているわけではないことがわかる。正に内容にぴったりの名前だ。

さらに「発がん性」の副作用も

ほかに認められている副作用に、発がん性がある。

実は、コレステロール値の高い群でがんによる死亡率が低いことは、多くの集団で認められていることである。

そして、検討されたスタチン類すべてで、発がん性が認められた（**表2-2**）。このように、動物実験で発がん性のはっきりしている薬の発売許可が出たことは驚きだ。

また、スタチンの投与で発がん率が上がっているという臨床報告も増えている。CARE試験

表2-2 スタチンの発がん作用

スタチン類	動物	相対暴露量	腫瘍の種類
ロバスタチン	ラット	2～7	肝がん
	マウス	1～4	胃パピローマ、肝がん・腺腫、肺腺腫
プラバスタチン	ラット	6～10	肝がん
	マウス	0.5～5	悪性リンパ腫
シンバスタチン	ラット	15	なし
	〃	29～45	肝・甲状腺腫瘍
	マウス	2～4	なし
	〃	15～33	肝がん・腺腫、肺腺腫
フルバスタチン	ラット	26～35	甲状腺の腺腫・がん
	マウス	2～7	前胃パピローマ

〈Newman, T. B., Hulley, S. B. 1996〉

相対暴露量とは、簡単に説明すると、動物における薬物の血中濃度をヒトにおける濃度で除したものである。最近は高用量のスタチンが推奨されているため、この比が1.0に近づいている。

では、スタチン群（メバロチン四〇ミリグラム）で乳がんが有意に増えた（一二例、対照群は一例）。

スタチンに関する初期の研究では、非メラノーマ性皮膚がんがシンバスタチン（リポバス）投与で増えたと報告されている（4SとHPS研究の合計）。

老齢者での研究だが、PROSPER Trialでは、プラバスタチン（メバロチン）で二八九一名中二四五名が、対照群で二九三一名中一九九名ががんになった。メバロチン群で有意に多い。

老齢者ではおとなしくしていたがんが、メバロチンの投与によって急に活性化したと考えられる。

有意差があるかは不明だが、先に述べたTNT試験（47ページ）では、女性でがんが三倍以上に増えている。

頸動脈の内皮－中皮の肥厚

循環器系の医師には、スタチン投与で眼瞼（がんけん）やアキレス腱（けん）の黄色腫、あるいは頸動脈（けいどうみやく）の内皮－中皮の肥厚が減ることを経験した人が多いと思う。内皮－中皮の肥厚は、冠動脈疾患と相関性がある。そこで、スタチンで治療して、その厚さ（動脈硬化）が減れば文句ないはずである。ところが、これには落とし穴がある。

ごく最近に発表された計一万八〇〇〇名でのメタ分析によると、治療することにより頸動脈の内皮－中皮の肥厚を軽減させても、あるいは進行を遅らせても、それは将来起こる冠動脈疾患発症率の軽減にはまったく役立たないのである。頸動脈の内皮－中皮の肥厚を抑えても意味がないのである。

このような指標を「代用マーカー」という。心疾患の代用マーカーとして、これまではコレステロールが使われてきたが、あまりいいマーカーとはいえない。代用マーカーとしての使用は注意しないといけない。

コラム② 運動が体にいい本当の理由

脂肪の消費よりも大切なこと

歩くこと、あるいは走ることによって、「どれだけ脂肪が消費されるか」といった話をよく耳にする。たとえば、二〇分間軽くジョギングしたらどうだろう。体が消費するカロリーはせいぜい一五〇キロカロリーで、脂肪に直せば二〇グラムにもならない。しかし、脂肪二〇グラムとは比較にならないような重要なことを、体は行っているのである。

トヨタには「ジャスト・イン・タイム」という部品の在庫管理システムがある。必要な物を必要なときに、必要な量だけ入手し、余分な部品の保管経費を削減しようという手法だ。こうすれば製品単価を下げることができるだろう。もちろんこれには、それらを支える物流や、部品メーカーの協力が不可欠だ。

この考え方をヒトに置き換えてみよう。ここで在庫の部品とは「グリコーゲン（ブドウ糖のかたまり）」、製品単価とは、あるときは「血糖（ブドウ糖）」、あるときは「体重」、要するに余ったカロリーである。十分に食べた状態では血糖値が上昇し、すぐに消費されるわけではないので、あちこちに貯蔵される。

ヒトの肝臓は約一〇〇グラムのグリコーゲン（六〇〇キロカロリー分）を貯蔵できて、これは理想的なエネルギー源となる。肝臓の中で簡単な酵素系を利用して、すぐさまブドウ糖に変換されるから、筋肉や脳で直ちに利用できる。脂肪を燃やすより、数段素早い。

実は、筋肉にもかなりのグリコーゲンが含まれており、七〇キログラムの男性なら全身の筋肉に四〇〇グラムものグリコーゲンがあり、運動するときに使われている。ただし、脂肪と違ってグリコーゲンには貯蔵限度があり、一定量を超えることはない。

さて、このグリコーゲン（在庫の部品）は非常に重要に思えるから、これを減らすのはもったいないように見える。大切なグリコーゲンを減らして、何かいいことが起こるのだろうか。

グリコーゲン(在庫)を減らす意味

今、ここにケーキがある（ケーキ嫌いの人はおいしそうな食事、特にごはんや麺類などの炭水化物を想像してほしい）。ちょっとつまみ食いをしたとする。体中のグリコーゲンの貯蔵場所がどこも満杯だとしたら、食べた余分なカロリーは血糖のままでしばらくとどまり、血糖値が高いままなのでインスリンも出っぱなしとなる。

ところが、グリコーゲンの貯蔵場所に何らかの空きがあると、そこへ取り込まれ、血糖値は正常値を維持する。つまり、太らないためにはどこかにグリコーゲンの空きを作っておくことが極めて大切なのだ。

運動をすると、まずは優先的にグリコーゲンが使われる。まったく動かないと、グリコーゲンはなかなか減らない。体重を減らしたいと思っている人にとって、運動は、前述したように、消費される脂肪の量で勘定すると、ほとんど意味のないことになってしまうのだが、グリコーゲンの空きができて血糖値を上昇させないスイッチを入れることで、普段いわれているのとは大違いの変化が出ることがわかる。

糖尿病あるいは糖代謝に問題のある人にとっては、運動こそは、副作用がほとんどない治療法なのだ。

「ジャスト・イン・タイム」の話に戻ると、部品の在庫を減らすのには危険なこともある。流通が止まったり、部品メーカーが災害で部品を作れなくなれば、システム全体が止まってしまう。ヒトに置き換えると、何らかの理由で食品が長期間にわたって入手できない「飢餓」の状態に相当する。現代では、こんなことはあまり想像しなくてもよさそうだが。

運動することのもう一つの意味は、筋肉量が増えることだ。すなわち、それに比例してグリコーゲンの貯蔵量が増えることになる。

最近、コレステロール値低下薬の「スタチン」を投与すると、糖代謝異常が起こりやすくなり、場合によっては糖尿病になることがわかってきた（これは、スタチン擁護派も認めている）。

さらに、もともとスタチンには筋毒性があり（筋肉が痛くなる）、ひどい場合は横紋筋融解症というかなり重篤な副作用が現れることも知られている。一般には、筋肉に含まれるＣＰＫと呼ばれる酵素が血中に漏れ出すことで、横紋筋融解症を検知できるが、筋肉をごく少量採取し（筋生検）電子顕微鏡で観察すると、たとえ筋肉痛がなくても筋肉に異常が出ていることが判明してきた。異常所見の発生頻度は、一四名中一〇名で、スタチンを服用していない対照群では一〇名中一名だった。

スタチンで糖代謝異常が出やすくなる理由の一つとして、筋肉の破壊があるのだろう。

第3章　コレステロールはまったく悪くない

コレステロールは「犯人」ではない

コレステロールは危険なものではなく、ほかの物質と反応することの少ない、極めて安全な物質である。その安全な性質のために、細胞膜の主要構成成分となっている。もしもコレステロールが危険で反応性が高いものなら、細胞は存在できない。

また、直接肌に塗りつけても反応性がなく、保水性もあるので、化粧品やクリームの基材となっている。これほど毒にも、多分薬にもならない水みたいな存在は、あまりない。

細胞膜はリン脂質とコレステロールからできている。ほかにも膜には、ホルモンの受容体など、重要なタンパクが埋め込まれている。

細胞膜は、堅い部分と流動性のある柔らかい部分の両方からできており、堅い部分は膜がいろいろな仕事をする際の仕事場となっている。コレステロールは、膜にある程度の堅さを与えることができ、必要不可欠である。コレステロールが減ると膜機能に重大な障害が生じ、細胞からの分泌や細胞内への取り込みなどもおかしくなる。

ところが、これを「毒」と認定することで、いつしかとんでもない「市場」ができあがってしまった。「コレステロールは粥状(じゅくじょう)動脈硬化の中身となっているではないか」という議論がある。

これは現在ではほぼ常識になっている。専門家すらそう信じている。

しかし、動脈硬化巣にたまっているのはコレステロールだけではない。粥状硬化の脂質部分にコレステロールが占める割合は平均してせいぜいが三〇パーセント、動脈硬化巣全体では一〇パーセント程度なのだ（ほかは細胞の残骸、トリグリセライドなどの中性脂肪、それに繊維など）。

コレステロールは単に、そこに居合わせて、巻き込まれた通行人なのだ。コレステロールに罪はない。

動脈硬化や心筋梗塞には変えることのできない危険因子がある。それは年齢、性差（男性のほうがリスクが高い）、遺伝である。その次に、魚を食べない食生活、ストレス、糖尿病、喫煙、高血圧、肥満などが続き、やっと一〇番目くらいにコレステロールがやってくる。

一九五〇年代の誤った出発点

また、「飽和脂肪酸（動物性脂肪）は危険な油」という認識がある。飽和脂肪酸を摂ることにより血中のコレステロールが増え、コレステロールが動脈を詰まらせて心筋梗塞が増える、というのが一般的な飽和脂肪酸「悪玉説」である。

しかし、この理論的な根拠もしっかりしたものではない。なぜ、飽和脂肪酸は「悪者」になったのだろう。

第1章で述べたように、コレステロール学説を最初に体系化したのは、米国の栄養学者、アンセル・キーズである。キーズは一九五〇年代に「七ヵ国スタディ」と呼ばれる大規模な疫学調査で、「飽和脂肪酸がコレステロールのもとになって心筋梗塞を引き起こす」という結論を導き出した。だが、この研究にはいくつかの誤りがある。

この調査に登場した七つの国を個別に分析すると、国によって大きな差がある。中でも日本人は、コレステロールと心筋梗塞の間に関連がなく、コレステロールと心筋梗塞の関連性が強く認められるのは米国とフィンランドの二ヵ国だけなのである。もしもキーズが、フィンランドではなくて、飽和脂肪酸を豊富に摂取しながら心筋梗塞の発症率の低いフランスやスイスを調査対象に選んでいたなら、結果はまったく違ったものになっていただろう。

キーズのもう一つの間違いは、心血管系が原因の死亡率に焦点を当て、総死亡率に関する数値を無視したことである。

バイアスのかかった介入試験

さらに「コレステロール悪玉説」信奉者が拠（よ）って立つ、よく引き合いに出される研究がある。

フィンランドの精神科病院で行われ、一九七二年に発表された介入試験である。

この介入試験は、「コレステロールは体に悪い」という仮説に基づいて行われたが、その信頼性は疑わしい。

試験はフィンランドの、NとKという二つの精神科病院で行われた。最初の六年間はN病院で高リノール酸植物油（大豆油）を増やし、動物性脂肪を減らすことを指導した。一方、K病院を対照群とし、何ら介入を行わなかった。次の六年間は、この逆を行った。

その結果、男性では高リノール酸植物油群で心疾患死亡率が低下した。

しかし、この試験にも多くの問題点がある。まず、研究者が最初から「コレステロール悪玉説」を信じていること。これが最初のバイアスである。

さらに、対象は長期入院していた統合失調症などの患者であるが、彼らは当時、鎮静剤を大量に処方されていた。心筋梗塞の診断は、大部分が患者の訴えから始まるが、薬で精神活動を抑制された人が健常者と同じように苦痛を訴えることは無理だ。万一訴えたとしても、医師がそれをもとに正しい診断を下すことができるのだろうか。

また、この試験は二重盲検ではない。どちらの群が何を与えられているかを、試験者もわかっているので、二つ目のバイアスがかかる可能性がある。最初のバイアスと重なり、介入群では当然のこと低めに診断される。

この研究の被験者は、もともとｎ－３系脂肪酸欠乏の状態にあった。介入群で、ｎ－３系脂肪酸が多く含まれる大豆油によって欠乏が補われたために、心疾患死亡率が低下したと解釈することもできる（ｎ－３系脂肪酸は、心疾患にかかわるｎ－６系脂肪酸を抑制する働きがある。第４章で詳述）。

実はもっと根本的な問題として、対照群のほうが喫煙者が多かったことが判明しているし、途中で患者の入れ替えが起こり、最初から最後まで参加した患者は三分の一程度とかなり減ってしまった。さらに、バイアスのかかりにくい総死亡率を見ると、男女ともまったく差は見られなかったのである。

ほかにも海外での介入試験がいくつかあるが、心疾患死亡率は下がらず、逆にがんによる死亡率が増え、総死亡率が上がったという結果になっているのである（「長寿のためのコレステロールガイドライン」を参照のこと）。

心筋梗塞死は増えているのか

この数十年で日本の食文化は大きく変貌した。魚食に由来するｎ－３系脂肪酸であるＥＰＡ

（エイコサペンタエン酸）、ＤＨＡ（ドコサヘキサエン酸）の摂取量全体には大きな変化はなさそうだが、食そのものが欧米化してきていることは否定できない。

実際に、日本人の総コレステロール値は、二〇〇〇年まで徐々に上昇しているという調査もある。これを受けて動脈硬化の研究者たちは、「これではいずれ欧米のように虚血性の心疾患が増えてしまう。今のうちに何らかの手立てをしておかないといけない」と主張し続けているのだ。

コレステロール値が上がると、本当に虚血性心疾患が増えるのだろうか。いや、虚血性心疾患による死亡率は増えるどころか、むしろ年々減っている。

確かに治療成績がよくなっているのは事実である。しかし、心筋梗塞（しんきんこうそく）と診断される人の半数近くは、病院まで生きてたどり着けないとされている。治療成績がよくなったからというだけでは、とても説明できない。

動脈硬化で虚血性心疾患になるまでには二〇年程度の時間がかかる。だから、二〇年ほど前からのコレステロール値の変化を見なければ意味がない、という指摘も聞こえてきそうだ。

しかし、コレステロール値の上昇は三〇年前から危惧（きぐ）されてきたことなのだ。それでも心筋梗塞による死亡は、ここ二〇年ほど減ってきている（**図3-1**）。

図3-1　虚血性心疾患の死亡率

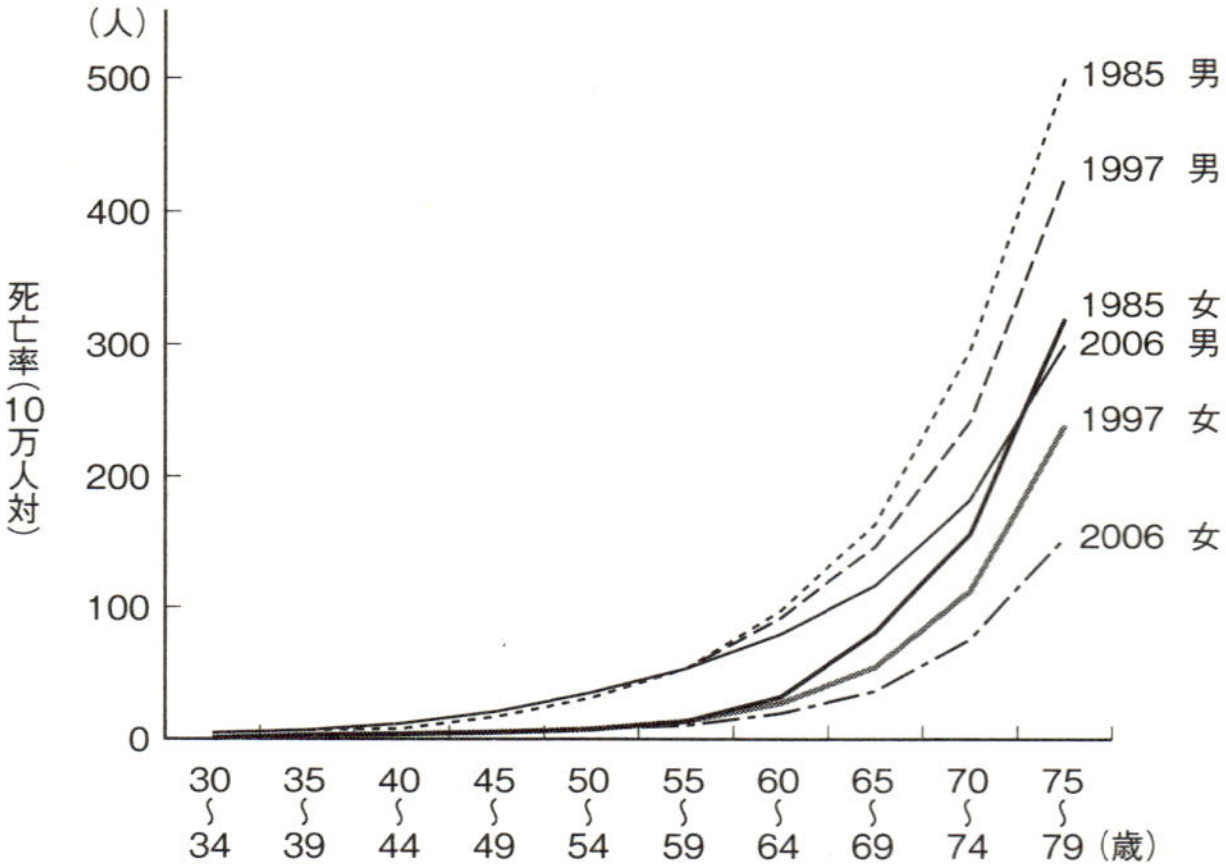

〈厚生労働省「人口動態調査」（1985、2006）より〉

年齢別に虚血性心疾患（冠動脈疾患とほぼ同じ）による死亡率を表した図。男性でも、女性でも、1985年→1997年→2006年と年を経るに従い、死亡率が減っている。現場では心筋梗塞が増えているように感じられるかもしれないが、理由の一つは、日本が高齢化社会になったことが原因と思われる。

日本の疫学調査ではどうか

さて、コレステロールがどの程度危険かを日本の疫学調査で見てみよう。

コレステロールと総死亡率の関連を一度でも調べた研究者は、実は、コレステロールが危険どころか、むしろ安全で、「血中のコレステロール値が高いほうが死ににくい」ことを知っており、これは常識となっている。この話は、「コレステロールは危険」という常識に阻（はば）まれて、最近まであまり日の目を見なかったのだ。

そこで、いくつかの研究をまとめて、コレステロールの値がどのあたりで死ににくいかを表示してみた（**図3-2**）。

このようにまとめることを、統計学で「メタ分析」という。メタ分析は、過去に独立して行われた複数の調査を統合する統計の手法で、各種の制約はあるものの、いろいろな研究チームの出した結論をまとめて全体像を一瞬で見るのに非常に適している。

理想的には各研究チームがまったく同じ研究方法で行っていればいいのだが、そうもいかない。コレステロール値についても、ある研究者グループは被験者を20〜40mg／dLごとに分けており、別のあるグループは途中で50mg／dLごとに分けていたりして、そのままでは統計的に処理できない。ある研究では、それぞれのコレステロール値群（たとえば200〜240mg／dLの群、あるいはその他）で一定期間のうちに死亡した人数が記載されていない場合もある。この場合も利用できない。

そこで、採用する論文は、データがきちんとそろっているものを選び、それぞれの調査に重みづけを行って計算する。こうすることで、単なる寄せ集めとは違い、信頼性が比較的高いものになる。

五つの研究結果をメタ分析すると

まず、一九九五年以降に発表された、日本の住民五〇〇〇人以上を五年間以上にわたって追跡した論文を集めてみたところ、九報が集まった。このうちメタ分析に使えるものを検討したところ五報が残った。使えなかった四報は、同じ集団を用いた研究が二報以上あったもの、コレステロール値によるグループ分けがほかの報告と大きく異なるもの、各グループの人数と死亡者数が不明のものである。

メタ分析に利用できた五報を男女別に分析した結果を**図3-2**に示す。五報のうち四報が五年間追跡している。横軸にはグループに分けるためのコレステロール範囲を示し、縦軸は総死亡の相対危険度を示した。総コレステロール値が160〜199mg／dLのグループの死亡率を基準値とした（縦軸で危険率1となっている）。各グループを示すカラムの幅は、そのグループに属している人数に比例させてある。

まず男性のほうを見てほしい。総コレステロール値が160mg／dL未満の人たちの死亡率は基準値の六割増しとなっている。さらに、コレステロール値が増えるに従い、総死亡率は低下している。コレステロール値は高いほうが安全、という結果なのだ。

図3-2　コレステロール値と総死亡率のメタ分析

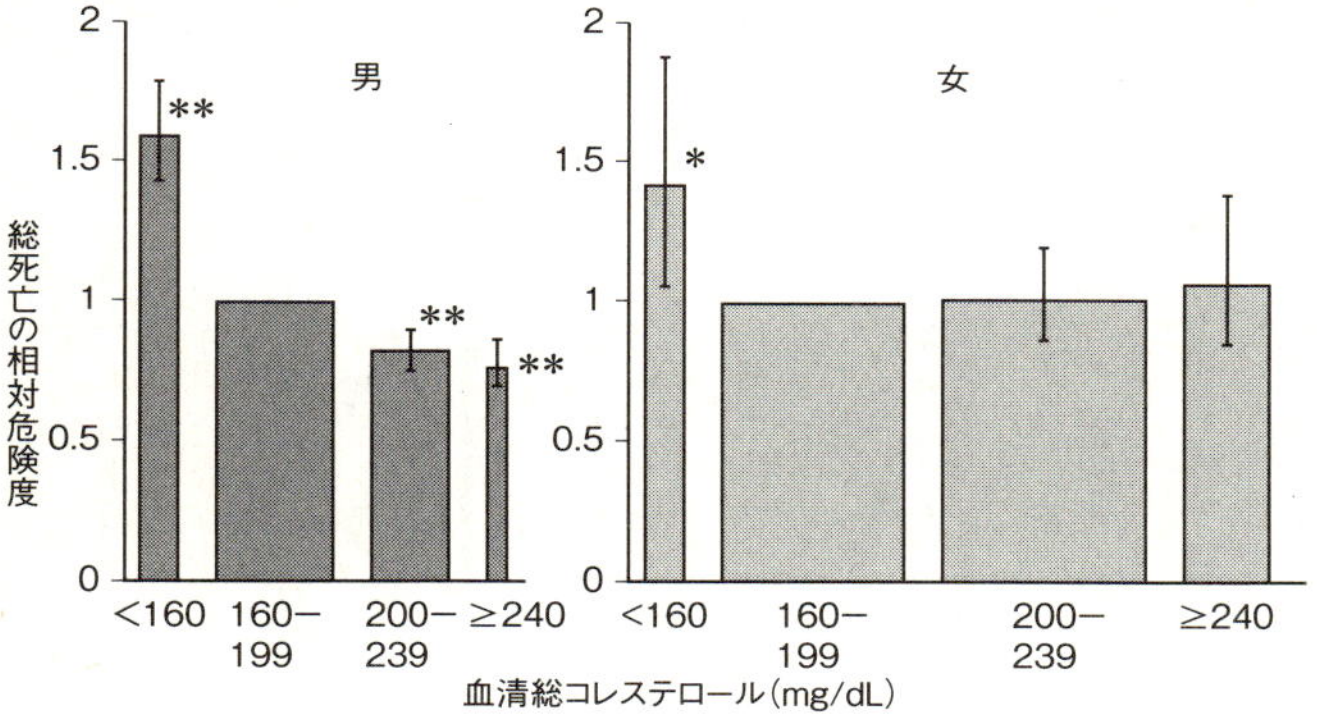

〈Kirihara, Y. et al.「脂質栄養学」2008〉

1995年以降に発表された日本人5000人以上を含む論文で、メタ分析の行えるもの5報を利用した。対象者延べ17万3539人。カラムの幅は、そのグループに属している人数に比例。＊：P＝0.02　＊＊：P＜0.0001

女性も見てみよう。ここでも同じように総コレステロール値が160㎎/dL未満では基準値の四割ほど死亡率が上昇している。一方、コレステロール値が上昇しても死亡率はほとんど変化しない。

五報の論文の中には、大学の雑誌で、中央ではあまり知られていないものが入っているが、特に除くことはしなかった。

これらの論文が書かれた当時は、実はまだ「コレステロール値が高いと危険」という認識が強く、「コレステロール値が高いほうが死亡率が低い」結果は驚きとともに取られる場合が多かった。従って、結果をあらかじめ知っているというバイアスはかかりにくかったはずである。

また、これらの雑誌の著者たちには基本的に利益相反問題はなかったはずである。

日本での「総死亡率と総コレステロール値の関係」はあまり多く発表されているわけではないが、これが現時点で可能なメタ分析である。

このメタ分析の結果の重要性は、診断が確実で、何をおいてもいちばん重要な「総死亡率との関連」を初めて明らかにしたことである。日本動脈硬化学会のガイドラインでは、いわゆる悪玉のＬＤＬ-コレステロール値を１４０mg／dL以下に保つことを目標としているが、これは総コレステロール値だと約２２０mg／dLに相当する。

図3-2からわかるように、この目標は、死亡率が低い集団に対して「もっと死亡率が高い集団へ移動しろ」といっているようなものだ。目標に到達すれば死亡率が低くなるならともかく、もともと死ににくいのだからわざわざ治療する必要はないだろう。

このメタ分析では、喫煙等による結果の補正をしていないデータも入っている。タバコを吸えば食欲が減り、コレステロール値は下がる。さらに死亡率が上がるので、本来なら、喫煙者のみでのデータ、あるいは非喫煙者のみでのデータがあればよいのだが、現時点では入手できない。

喫煙が絡(から)むと、「コレステロール値が低いと死亡率が上昇する」という関係性が弱まる方向に進むが、どちらにしてもコレステロールは、死ぬか生きるかの指標としては、いろいろな要素を

図3-3　NIPPON DATA 80の結果

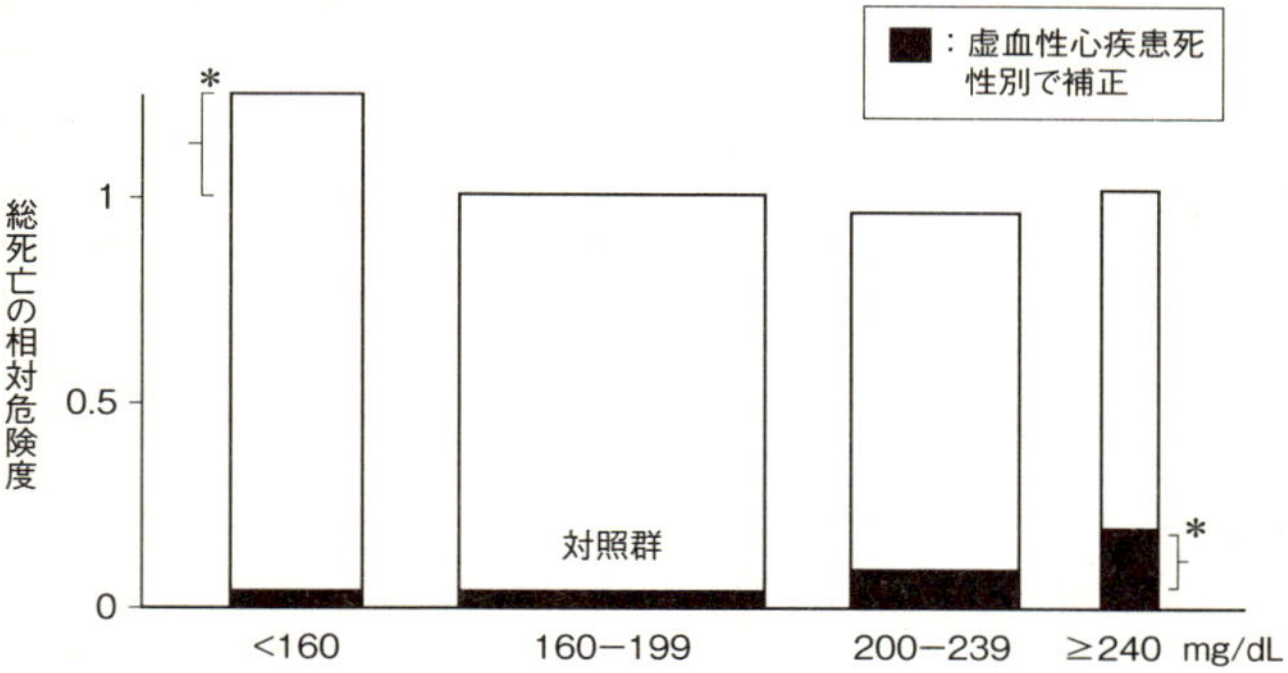

〈Okamura, T. et al, J Intern Med 2003, 253:169〉

全国300ヵ所で9216名の30歳以上の男女を1980年より13.2年追跡。最初の5年間で死亡した人を除いても、この傾向は変わらない。
カラムの幅は追跡人数に比例。　＊：P<0.05

含んだ極めて単純で有効な指標といえる。
この因果関係については後述する。

コレステロール値が高い「危険性」？

これまで、コレステロール値が高いことは危険といわれてきた。しかし、この調査では「コレステロール値が低いほうが危険」という結論になった。この二つはどのように折り合いがつくのか。**図3-3**を見てほしい。

この研究はNIPPON DATA 80という非常に有名な疫学調査で、全国三〇〇ヵ所から約一万人を集めて追跡調査している。

図3-3は、平均一三・二年間追跡したもので、この図の構成は図3-2とほぼ同じ方法を取っている。総死亡率のバランスは図3-2と

比べてなだらかになっている。これは、図3-2がほぼ五年間の追跡であるのに対して一三・二年と長いからである（もっと長く、たとえば一〇〇年追跡すれば全員死亡するので完全に水平になる）。

図3-3で各カラムの下のほうに示した、黒く塗った部分を見てほしい。これは、虚血性心疾患で死亡した人の割合を示している。右に行くに従い死亡率が上昇していることがわかるだろう。

カラムの幅は、追跡しているグループの人数に比例させているため、カラムの面積が、実際に死亡した人たちの人数を表していると考えていい。虚血性心疾患の死亡率は、総コレステロール値が２４０mg／dL以上では対照群より高い。高くなっている部分の面積（右側の＊の部分）は全体の〇・八パーセント程度となる。

一方、総死亡率で考えると（白い部分に黒い部分を加えたもの）、総コレステロール値が１６０mg／dL未満では、対照群より高い部分の面積は全体の数パーセントとなる（左側の＊の部分）。この図から、コレステロール値が高いことの危険性と低いことの危険性が比較できる。

図3-3の右下の〇・八パーセントを重大と考えるなら、高いコレステロール値は危険を示す指標だし、左上の数パーセントに着目すれば、低コレステロールこそが危険を示す指標となる。

図3-4　LDL-コレステロールと死亡率の関係—茨城県民の追跡調査

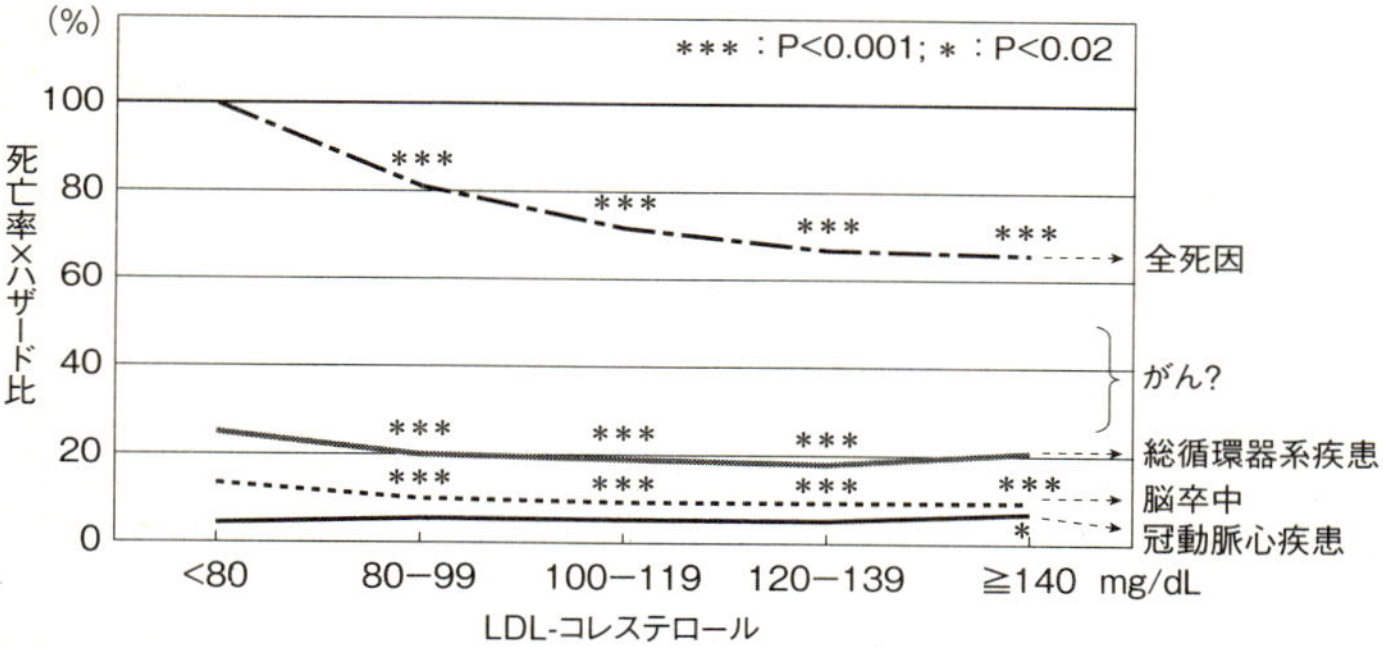

〈Noda, H., Iso, H. et al.2009〉

40～79歳男女、9万1214名を10.3年追跡した結果。LDL-コレステロール最低値群の疾患別死亡率（%）にハザード比（HR）を乗じたもの。がんとコレステロールの関係については、「因果関係について議論が分かれているので、データを示さない」と原報に記述されている。しかし、もととなる報告書では、LDL-コレステロール値の低い群で有意に総死亡率（男女）、総循環器系疾患死亡率（男女）、脳卒中死亡率（女）、全がん死亡率（男）が高くなっている（茨城県立健康プラザ：検診受診者生命予後追跡調査事業報告書、2005）。

この研究では、高コレステロールでも総死亡率は増えていない。今までの考え方では、「木を見て森を見ず」となるのだ。

なお、NIPPON DATA 80で一七年以上追跡した研究があるが、男性の低コレステロール群（総コレステロール値で160mg／dL未満）で、やはり総死亡率が高くなっている。女性はどこにも有意差なし。

この研究では、男女補正して肝臓病死を除くと、総死亡率が高コレステロール群（260mg／dL以上）のみで有意に高いとしている。「高コレステロール値で死亡率が有意に高くなる」といっているのは、この研究ぐらいだ。

茨城県民での研究（**図3-4**）や自治医大コホートの研究でも、また、前述した大櫛教授の研究でも、低（LDL-）コレステロールのみで有意に総死亡率が増えている。

ところで、肝臓病死を除いた総死亡率とは、ちょっと変ではないだろうか。そこまでして高コレステロール血症が危険だと宣伝しなければ、この先やっていられないということか？ 自治医大コホートの研究では、肝臓病死を除いても、やはり低コレステロール群でのみ死亡率が高いと発表されている。

食事療法は信じられるか

医学界は「コレステロールが危険」という神話から始まり、それなら「血中のコレステロール値を低下させればよいだろう」と画策され、ありとあらゆる失敗を重ねてきた。

残念なことに、食事療法に関して日本ではたいした研究がなされているわけではない。しかし、信じられないような話なら出ている。

図3-5は青森県立保健大学の吉池信男教授らの研究で、血清総コレステロール値が220mg／dL以上、300mg／dL未満の三五～七〇歳を対象として、心筋梗塞の既往者二六人を除いた四

図3-5　急性心筋梗塞および突然死に対する危険率

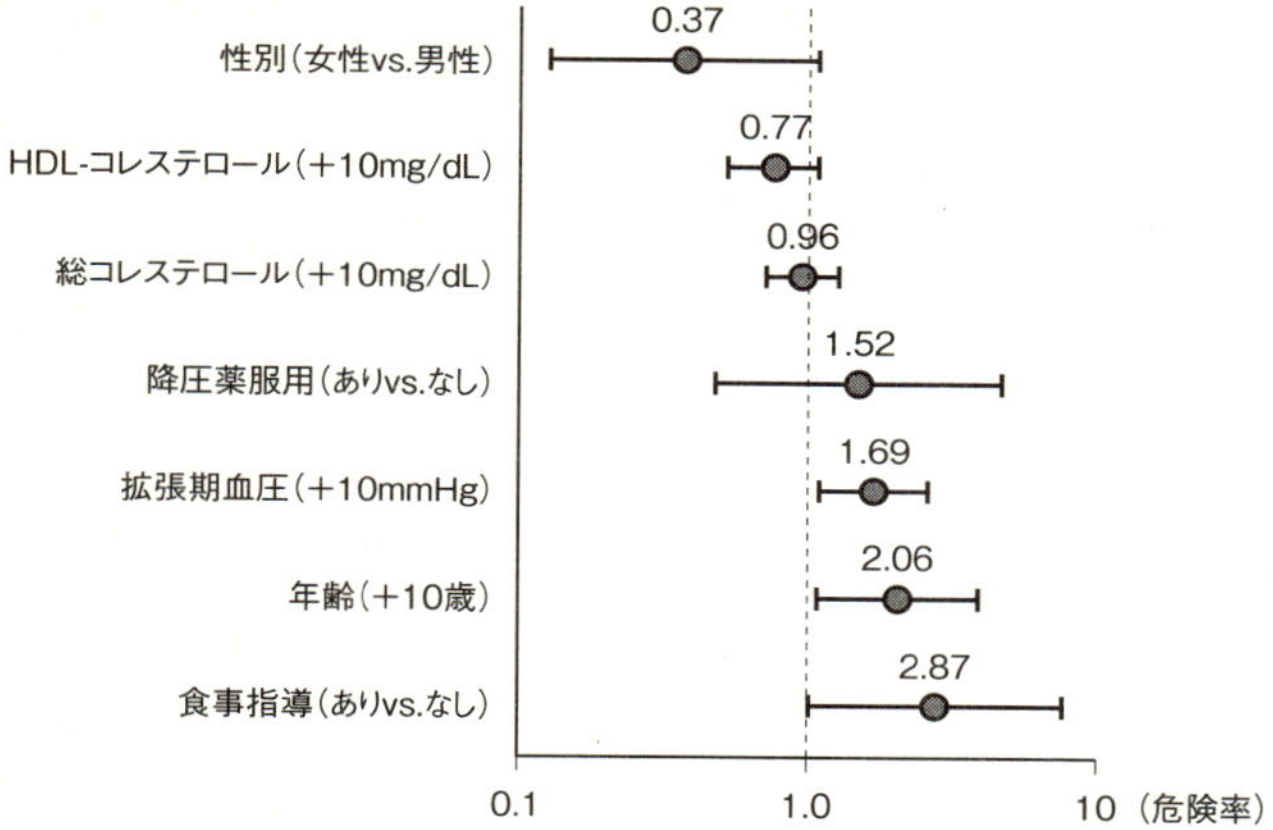

〈The Lipid 2001;12:287〉

中央点線（危険率1.0で差がないことを示す）の左側は安全という意味。左右両端に伸びている棒は95％確率を示しており、縦の点線をまたげば、統計学的には差がないこと（有意差なし）を示す。たとえば年齢が10歳増えると、有意に危険率が2倍になる。同様に、食事療法をしていると、心筋梗塞になる危険率が3倍近くに増える。

九一八人を六年間追跡したものである。

六年間で急性心筋梗塞三二例（うち、疑い六例）および突然死四例を観察した。前もって測定しておいたいろいろな指標につき、心筋梗塞を起こす危険率を年齢・性別・血圧・食事指導を組み込んで多変量解析したところ、図3-5のような結果になった。

ここからわかるのは、「食事指導があると急性心筋梗塞が三倍近くに増える」ことである。食事指導のどこがよくなかったために心筋梗塞が増えたのか、必ずしも明らかにされてはいないが、以下の点が考えられる。

・コレステロールが多く含まれているために魚介類の摂取が制限され、EPA、DHAの摂取が減った。
・バターには飽和脂肪酸が多いということで、マーガリンに置き換えられた（ソフトマーガリンあるいは水素添加マーガリンになり、リノール酸あるいはトランス脂肪酸が増える）。

このことから、「コレステロール値を低下させる食事療法」はおよそ、徒労に終わるものと考えられる。

別の考え方もあり得る。コレステロール値が高いので食事指導が行われたわけだが、もともとコレステロール値が高いために心筋梗塞を起こしやすかったとする可能性である。ところが、図からコレステロールの危険性はほぼ1であることがわかり（コレステロールは毒でも、薬でもない）、この仮説は成立しないことになる。

また、糖尿病の病歴に関しても計算されているので、糖尿病だから食事療法が必要だった、糖尿病だから心筋梗塞を起こした、とは説明できない（糖尿病既往者は五パーセント未満であり、この研究では危険因子となっていない。糖尿病が心筋梗塞のリスクとなる危険率=0・75）。

そもそも「コレステロール値を低下させる」のに意味がないことは、本章に掲載した図を見れば一目瞭然なのである。

飽和脂肪酸と大血管障害との関係

最近発表されたばかりの、がんの危険因子などを調べる、日本における大規模疫学調査(JACC Study)を紹介しよう。この調査では、食品中の飽和脂肪酸と心血管疾患による死亡率との関連も調べている。

一九八八年から一九九〇年にかけて、四〇~七九歳の男女五万八四五三人から食品の摂取頻度に関するアンケート調査をとり、一四年にわたって追跡したところ、飽和脂肪酸の摂取と脳卒中全体に「負の相関」が見られた。飽和脂肪酸をたくさん摂っているほうが脳卒中(脳梗塞、脳内出血、および、くも膜下出血)を起こしにくい。つまり、安全なのである。

心血管疾患に関しても、飽和脂肪酸を摂取すると心筋梗塞が増えるというデータは得られず、統計的有意差は見られないものの、飽和脂肪酸は摂っているほうがむしろ、心筋梗塞の危険率が少なくなっていた。

図3-6は飽和脂肪酸の摂取量で被験者を五等分し、いちばん少ない人たち(最低五分位)の危険率で、最高五分位の危険率を除した数値を並べてある。どれも1・0を切っており、「飽和脂肪酸が危険」とはいえない。黒く塗った項目は有意差があることを示す。

図3-6　飽和脂肪酸摂取と脳卒中、心血管系疾患による死亡率の関係
（ハザード比、多要因調整）

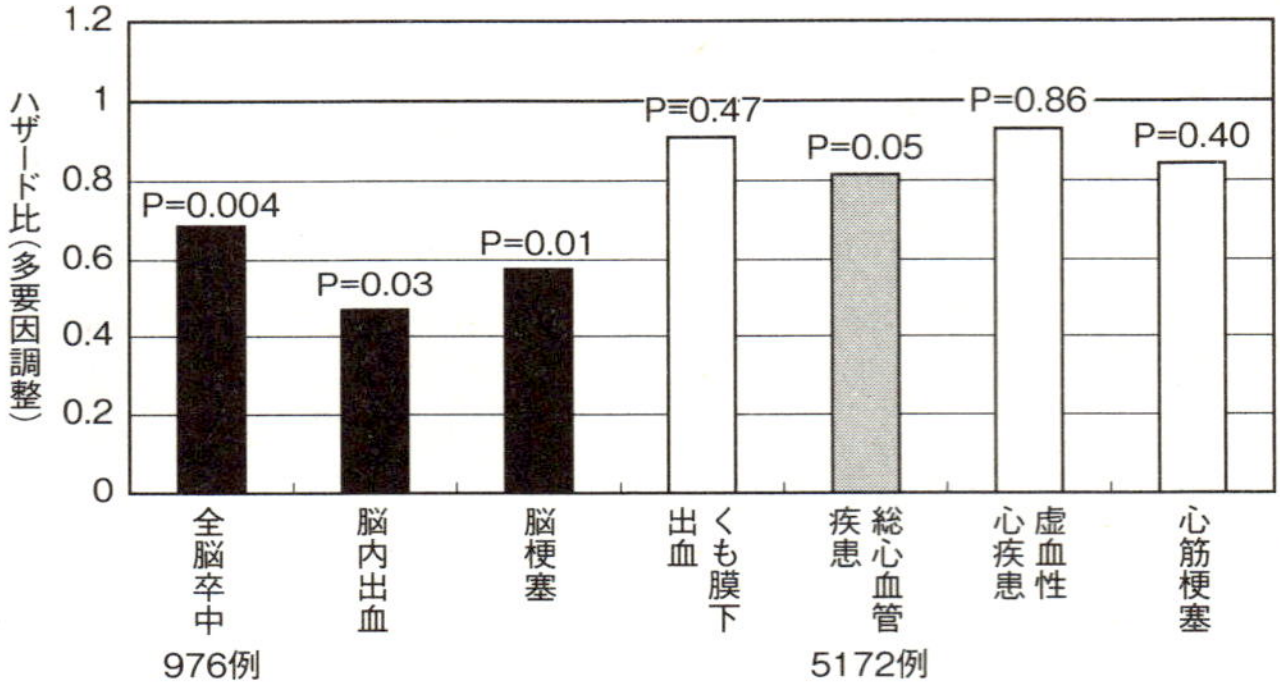

〈Yamagishi, K. et al., Am JClin Nutrdoi:10.3945/ajcn.2009.29146（2010）〉

飽和脂肪酸摂取の最高5分位に対する最低5分位の比較。1.0以下であることは、飽和脂肪酸が安全であることを示す。白は有意差なし。

脳卒中では、脳梗塞も脳内出血も、飽和脂肪酸を摂取しているほうが安全であることがわかる。心血管系疾患では有意差はないものの、飽和脂肪酸を摂取しても危険でないことを示している。

これは、今までの常識とは完全に異なっている。飽和脂肪酸は「悪い食品」の代名詞ではなかったのか。飽和脂肪酸の安全性・有効性をしっかり理解しないと、第6章に出てくるように「低炭水化物食は危険だ」と誤解される。低炭水化物食にすれば自動的に飽和脂肪酸摂取が増えるからだ。

ここに、「一万年前までに食べていたものなら安全」という本書のメッセージの信憑性が見て取れる。農業が始まるまで人は主に動物を食

図3-7　全心血管系疾患死亡率と飽和脂肪酸摂取の関係

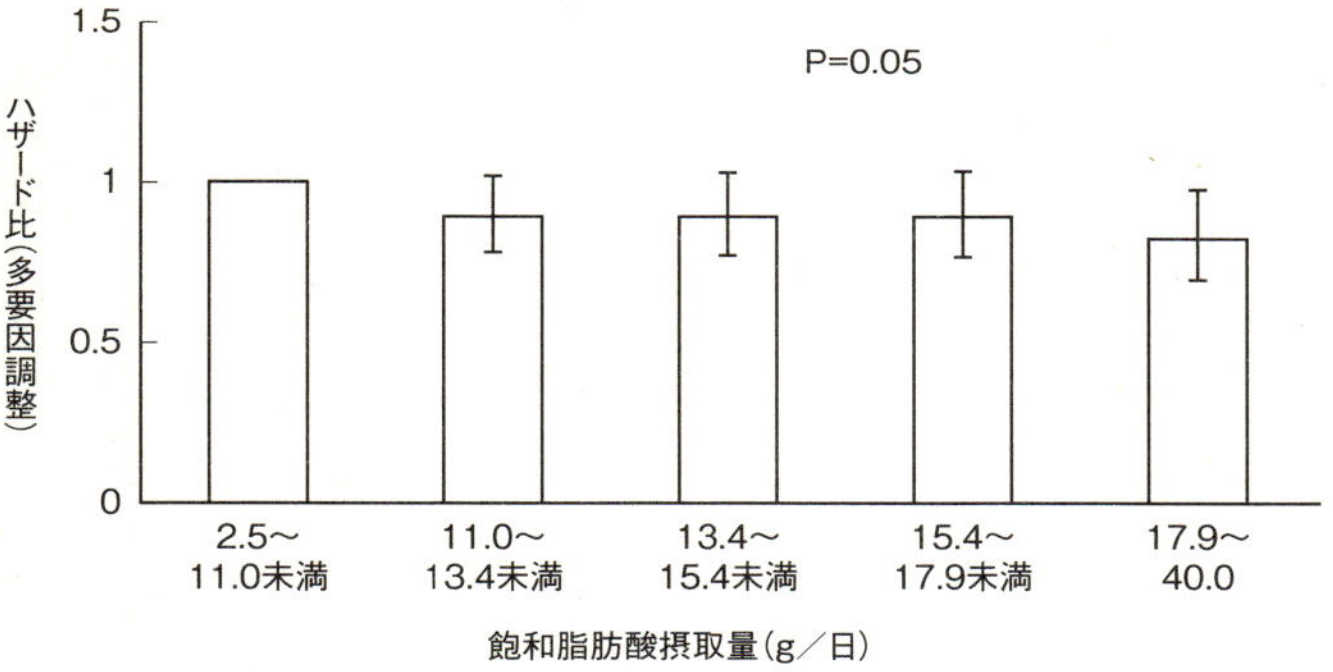

〈Yamagishi, K. et al., Am JClin Nutrdoi:10.3945/ajcn.2009.29146（2010)〉
統計的にはぎりぎりだが、飽和脂肪酸摂取が多いほうが、心疾患で死亡する確率が低くなることを示す。

べて生きてきたのだ。ヒトの遺伝子はその食事に適応しており、飽和脂肪酸こそが最高のエネルギー源と考えてもおかしくない。

図3-7を見てほしい。これは、図3-6と同じ論文のデータを別の方法により、全心血管系疾患による死亡率と飽和脂肪酸摂取の関係で表したものだ。緩やかだが右下がりとなっている。古い栄養学とは決別しなければならない。

このことは、名古屋市立大学（当時）の奥山治美教授が一九年前に日本脂質栄養学会を設立した当時から何度も主張されていたことで、べつに新しいことではない。奇をてらっていい続けてきたわけではないのだ。

・植物油はリノール酸（n-6系脂肪酸）の含

有率が高いため危険
・動物性脂肪はリノール酸が比較的少なくて、飽和脂肪酸が豊富なため安全

これだけの話である。

残念なことに、栄養学ほど人を惑わし、教条的になってしまう学問はほかにあまりない。

コレステロールで血がドロドロに？

「コレステロールは血液をドロドロにするので、脳卒中や心筋梗塞を起こしやすくすることは当たり前。体にとってもいいわけがないのではないか？」

講演会などで、こういった質問を受けることがある。

血液がどのくらいドロドロしているかは、科学的手法として粘度計で測定される。血液全体では、ヘマトクリット（全血液中に赤血球が占める割合）の影響が膨大で、ほかの因子としては、ある程度血漿（けっしょう）の粘度が影響するが、ほかの因子はほとんど無視できる。

コレステロールの影響はもちろんない。血漿の粘度に影響するものはγ（ガンマ）-グロブリンとフィブリノーゲンで（どちらも細長いタンパク）、コレステロールを含むリポタンパクは粒子が小さす

図3-8　脳卒中患者の生存比率

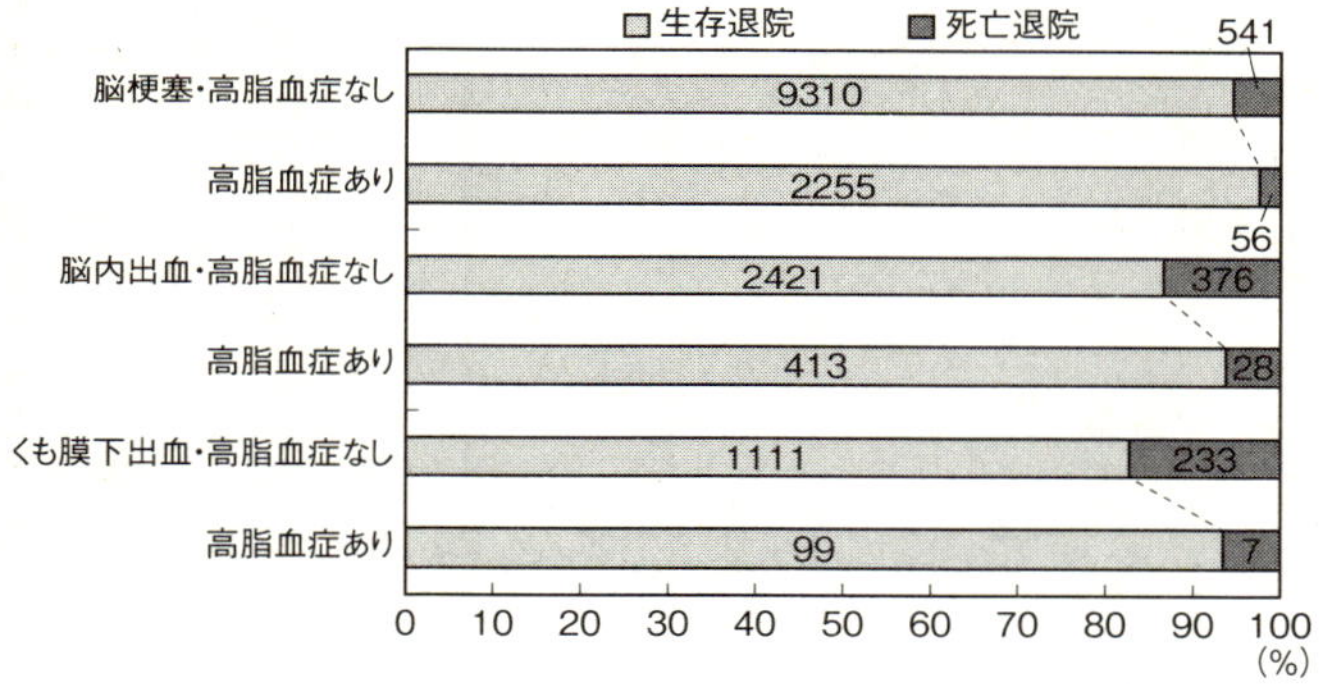

〈大櫛陽一ほか：脳卒中2010; 32(3):242-253〉

脳卒中急性期患者データベースに登録された症例4万7782例から、高脂血症、高血圧、糖尿病の薬物治療を受けていない脳梗塞1万2162例、脳内出血3238例、くも膜下出血1450例を対象とした。

ぎるため、影響がまったく出ない。

その他、赤血球の変形能（変形しやすさ）も血液粘度に影響を与えるが、血液中のコレステロールはほとんど影響を与えない。

別の測定方法として、血液凝固関連（血小板の凝集能を含む）でも検査できるが、ここでもコレステロールの影響はない。

血液粘度が重要な危険因子となる脳梗塞での死亡率を見ると、一般の予想とは異なり、入院患者が死亡退院する率は高脂血症患者では約半分ですむ（**図3-8**）。だいたい、高脂血症のほうが脳卒中を起こさないことが判明している。

コレステロールを含む食べ物は？

また、コレステロールを多く含む食品を摂取しても総コレステロール値は上がらない。

食品からコレステロールを多く取り入れると、週単位くらいの短期では血液中の総コレステロール値が上がる。しかし、コレステロールを多く含む食品を日常的に摂取している人は、摂取量の少ない人に比べて総コレステロール値にもLDL-コレステロール値にも差がないか、むしろ低くなっているのだ。

体が必要とするコレステロールの七割は「体内で作られる」とされているが、その合成酵素は短期的・長期的の両方で調節される。体内での合成が抑制されるというフィードバック機構が働くので、習慣的に摂取量の多い群で総コレステロール値がむしろ低くなるという可能性もある。

二〇〇五年の日本人の食事摂取基準では、コレステロール値は従来の三〇〇ミリグラムから、男性七五〇ミリグラム、女性六〇〇ミリグラムに引き上げられた。この基準に従うと、一個につき二五〇ミリグラムのコレステロールを含む鶏卵なら、一日二〜三個は食べて大丈夫である。現在、コレステロール値の上限を定める確かな根拠はないから、五個くらい食べても問題はないと考えられるが、こうなると魚など、ほかのタンパク質を摂らなくなるので、栄養バランス上は問題があるだろう。

これはあくまでもほかのタンパク質との兼ね合いであって、コレステロール摂取量そのものの

図3-9　コレステロールの冠動脈疾患に対する相対危険度

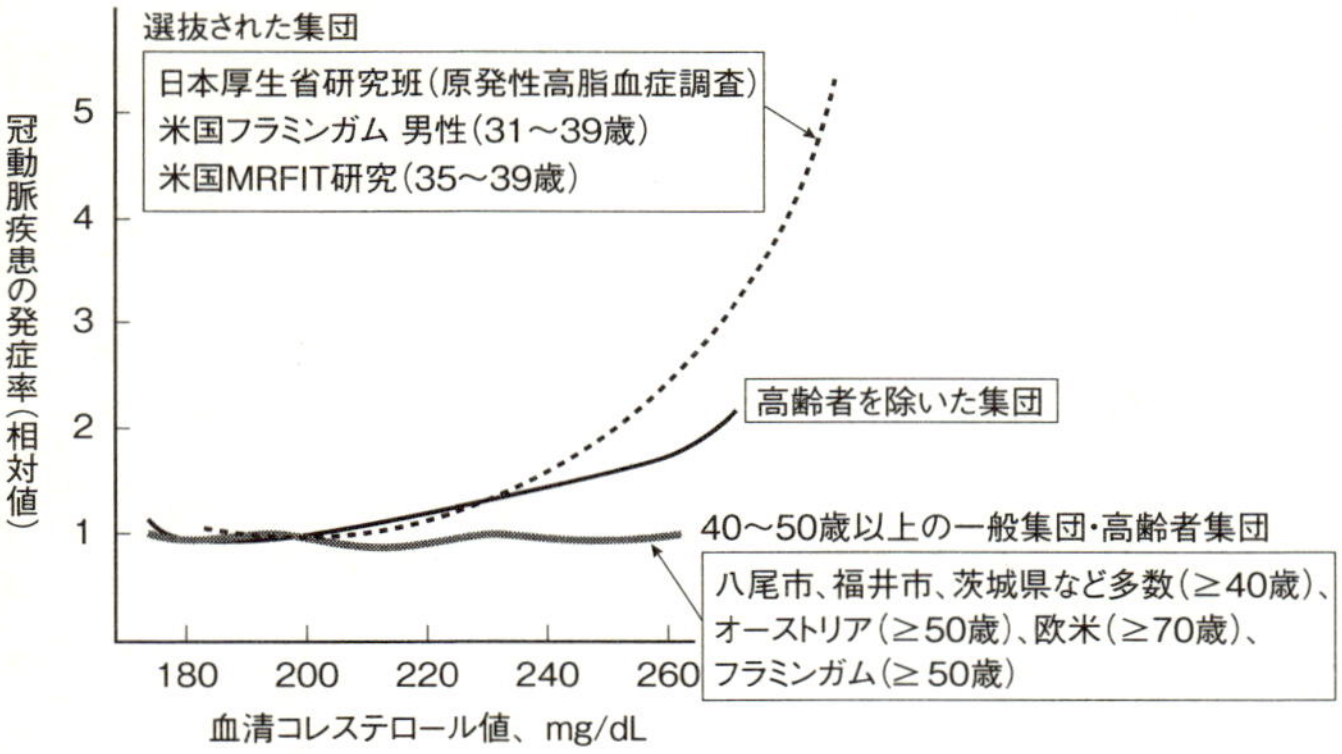

〈Okuyama, H., Ichikawa, Y. et al. 2007〉

問題ではないことを強調しておこう。

加齢に伴ってリスクは低下する

コレステロール値が高い人の冠動脈疾患による死亡率が加齢に伴って低下することは、一般には知られていない。冠動脈疾患のリスクは、どの集団を調査するかによって大きく変わるのである。

図3-9をご覧いただきたい。これは模式図で、いちばん急カーブの「選抜された集団」（点線）は、以下の三つの集団の代表だ。一つは、日本の厚生省（当時）研究班による原発性高脂血症調査研究の原発性高脂血症の人たち、次はフラミンガム研究の若い男性集団（三一〜三九歳）、最後は米国のＭＲＦＩＴ研究の三五

〜三九歳の集団である。

この調査では、冠動脈疾患の発症率は総コレステロール値（あるいはＬＤＬ-コレステロール値）が高いとリスクが高くなり、ＨＤＬ-コレステロール値が高いと低くなるという相関関係がある。これは、コレステロールの「善玉・悪玉説」によく符合する相関であり、わが国の循環器系学会のガイドラインにも引用されている。

しかし、ここで忘れてはならないのが、この対象が一般の集団ではないということだ。家族性高コレステロール血症の割合が、一般の日本人に比べて一三五倍も高い。

よくコレステロール学説の引き合いに出される米国のＭＲＦＩＴ研究では、総コレステロール値の高い一五パーセントを集めて高齢者を除外しているので、家族性高コレステロール血症の割合が一般の集団よりはるかに大きいと推測される（正確な数字の記載はない）。

一九四八年に始まったフラミンガム研究の対象となった米国東部のフラミンガム市民は、一般の集団であるが、三五歳前後の男性に限定した場合は家族性高コレステロール血症の割合が大きくなると推測できる。家族性高コレステロール血症では、若年のときから総コレステロール値が高いのが特徴なのである。

二番目の中間の曲線は、高齢者を除いた場合の総コレステロール値と冠動脈疾患発症率の関係

図3-10　総コレステロール（TC）値の冠動脈疾患に対する相対危険度

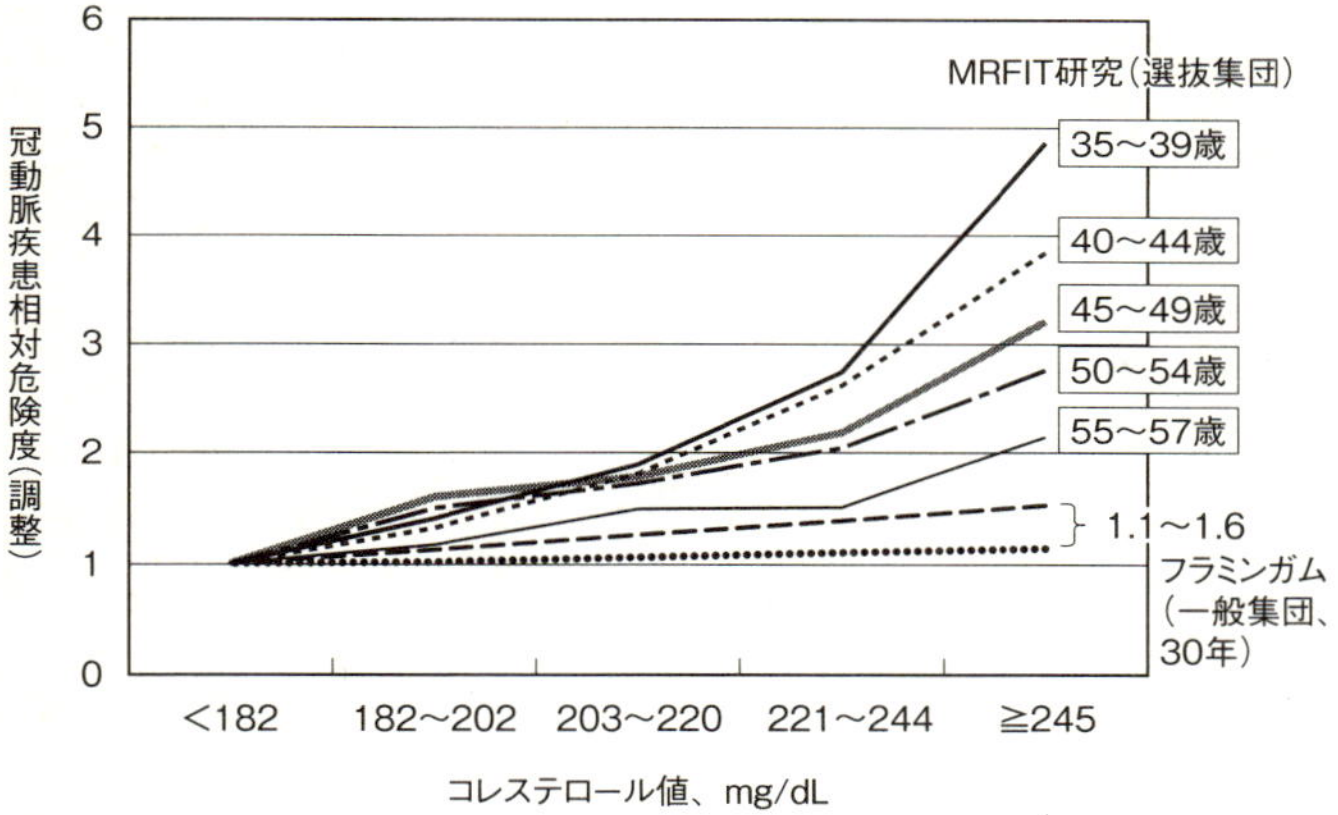

を示すもので、最後の平坦な線は、若年者を除いた集団での研究結果である。

このように、若年で家族性高コレステロール血症が多く含まれている集団とは異なり、図の「四〇～五〇歳以上の一般集団・高齢者集団」を対象とした研究では、相対危険度が1であり、リスクは認められない。

図3-10にMRFIT研究とフラミンガム研究も載せたが、年齢とともにコレステロールの相対危険度がどんどん低くなることがわかる。加齢とともにコレステロールの影響が小さくなるのである。

前出したNIPPON DATA 80については、追跡集団中に総コレステロール値の高い家族性高コレステロール血症などの人が多めに含まれていることが指摘されている。また、ほかの日本での研究では見られない三〇歳代が含まれている（家族性高コレステロール血症型がほかの年代より多い）。この研究では、総コレステロール値が高いと冠動脈疾患が増加するという関係を認めている。

しかし、第1章で述べたように、総コレステロール値が２４０㎎／dL以上の群では、実際の冠動脈疾患による死亡者数は男女それぞれ一〇人未満である。国のガイドラインを決めるのに十分に正確な数値とはいえないし、総死亡率を見ると２４０～２５９㎎／dLで最小となっている。

オックスフォード大学の「研究」

ここで、製薬会社が絡むと話が極めてやっかいになるという事例を紹介しよう。

表3-11は奥山治美教授よりいただいた。各年代でコレステロールが冠動脈疾患に及ぼす影響を一覧表にしてある。

集団の中から家族性高コレステロール血症の人が減ると（早めに心筋梗塞で死亡するため、高齢者になると家族性高コレステロール血症の影響はなくなる）、コレステロールの影響はどんどん少なくなる（表では危険率が1に近づく）。

ここで面白いのは、オックスフォード大学のＰＳＣ研究である。四〇代で高コレステロールの

表3-11　コレステロール値の冠動脈疾患に対する相対危険度の大規模追跡調査

年齢グループ	オックスフォードPSC研究（61報のメタ分析）40〜89歳 1億1600万人	米国MRFIT研究 35〜57歳 800万人	米国フラミンガム研究 31〜65歳 13万人	オーストリア研究 20〜95歳 2200万人	
				男性	女性
30代		4.9	1.6		
40代	14.7	3.9 3.1	1.5	1.3	1.02
50代	6.26	2.8 2.1	1.1 1.2	1.2	1.07
60代	3.28				
70代	2.37			1.1	0.70
80代	2.19				
対象者と文献	一般集団と記載（不明）Prospective Studies Collaboration, 2007	選抜集団 Kannel, 1986	一般集団 Anderson, 1987	一般集団 Ulmer, 1993	

危険率が一四・七倍となっている。このデータは、第2章でも触れた同大学のCTSUという製薬会社の紐つきグループからの発表で、ここから発信されるものはことごとく桁外れだ。

遺伝性の高コレステロール血症

家族性高コレステロール血症についてもう少し触れておこう。

家族性高コレステロール血症の人は、アキレス腱をさわればすぐにわかる。肥厚したアキレス腱（X線で前後径を測り、九ミリ以上）が特徴なのである。

若いときからコレステロール値が300〜330mg／dLと高く、これが診断をつける基準の一つになる。親兄弟がこの病気を持っていることも診断の決め手になる。心筋梗塞の罹患率は、そうでない人の一〇倍以上という高さである。五〇〇人に一人の割合で発症する。

心筋梗塞を起こしやすいので、高いコレステロール値がリスクを高めるという理論的な根拠となっている。

一方の親からもらったLDL受容体の遺伝子が異常なため、LDLが効率的に肝臓やほかの細胞に取り込まれず、血中にLDL-コレステロールがたまってほぼ二倍となる。

コレステロールが原因ではない?

家族性高コレステロール血症になると、なぜ動脈硬化が進むのかを考えてみよう。一般には、高コレステロール血症が原因と考えられているが、はたしてそうなのだろうか。

もしも高コレステロールが危険なら、家族性高コレステロール血症の患者で冠動脈疾患を起こした人と、まだ起こしていない人を比べれば、冠動脈疾患を起こした人のほうがきっとコレステロール値が高いに違いない。これを調べた研究がいくつかある。

表3-12を見てみよう。研究は全部で六つあり、おおむね、冠動脈疾患を起こした人と起こさない人に変化がないことがわかる。

表3-12　ヘテロ型家族性高コレステロール血症患者*での心筋梗塞発症の有無とコレステロール値

著者 調査方法	発表雑誌名など	対照疾患	測定項目** (mmol/L)	発症者のコレステロール値	未発症者のコレステロール値	有意差	採血条件 (追跡期間)
Miettinen TA et al (前向き研究)	Arteriosclerosis 1988;8:163-7	冠動脈疾患死 68-70年に開始	TC	12.0±0.6 n=26	12.1±0.3 n=66	−	検査値は未治療時 (追跡期間=15年)
Hill JS et al (後向き研究)	Arterioscler Thromb 1991;11:290-7	冠動脈疾患・男	LDL-C	7.13±1.5 n=47	6.51±1.4 n=68	+	検査値は未治療時
		冠動脈疾患・女	LDL-C	7.25±2.0 n=26	7.01±1.6 n=147	−	
Ferrieres J et al (後向き研究)	Circulation 1995;92:290-5	冠動脈疾患・男	LDL-C	7.29±1.28 n=54	7.11±1.26 n=62	−	検査値は未治療時
		冠動脈疾患・女	LDL-C	7.85±1.71 n=35	7.00±1.51 n=112	+	
Kroon AA et al (後向き研究)	J Intern Med 1995;238:451-9	末梢動脈閉塞	LDL-C	8.73±2.08 n=21	9.19±2.09 n=47	−	検査値は未治療時
Hopkins PN et al (後向き研究)	Am J Cardiol 2001;87:547-53	冠動脈疾患	LDL-C (mg/dL)	178±69 n=68	213±62 n=194	+(逆)	脂質低下薬を3週以上中止後に採血
Jansen AC et al (後向き研究)	J Intern Med 2004;256:482-90	冠動脈疾患	LDL-C	7.45±2.18 n=782	7.37±1.84 n=1618	−	脂質低下薬を6週以上中止後に採血

*ヘテロ型とは、片親からのみ家族性高コレステロール血症の遺伝子をもらった人（500人に1人）のこと。ホモ型両親からもらった人で100万人に1人。

**Hopkins以外の研究では測定単位としてmmol/Lが使用されているが、0.0259で割るとmg/dLに変換される。7 mmol/L=270 mg/dL、8 mmol/L=309 mg/dL、12 mmol/L=463 mg/dLとなる。LDL-C=LDL-コレステロール、TC=総コレステロール。

有意差のあるのは二番と三番目、それに五番目の論文だ。二番目のものは男性のみ、三番目は女性のみで冠動脈疾患を起こした人のほうがLDL-コレステロール値が高くなっている。ところが、五番目の研究では、冠動脈疾患を起こした家族性高コレステロール血症の人のほうが逆に低くなっている。

これらの研究は、一つを除いてすべて「後向き研究」といわれる、すでに心筋梗塞などを起こしている人（および、その時点ではまだ起こしていない人）についての研究だ。そこには、心筋梗塞などで亡くなった人は含まれていない。心筋梗塞後に生活習慣が変わり、コレステロール値が低くなったかもしれない。もっとも、家族性高コレステロール血症では、生活習慣を変えてもコレステロール値はあまり変化しないが。

そこで重要となってくるのが、一番目の「前向き研究」だ。この研究は、最初に採血しておき、その後の一五年間を追跡している。しかる後に、冠動脈疾患で亡くなった人と冠動脈疾患を起こしていない人を比較している。それでもやはり、差はないのだ。

つまり、家族性高コレステロール血症の患者というだけでは、コレステロールが危険因子とはいえないのである。

冠動脈疾患を引き起こすのは

コレステロールが危険因子ではないとすると、家族性高コレステロール血症の人が冠動脈疾患を起こす危険因子は何か。

なぜ、彼らには特別に心筋梗塞が多いのだろう。彼らのＬＤＬ受容体の半分が遺伝的に破損していることはすでに書いたが、そのためＬＤＬが細胞に半分運ばれなくなる。ＬＤＬが運ぶ重要な栄養素が届かないことになる。

栄養素の一つはコレステロールそのもの。次にリン脂質で、どちらも細胞膜の極めて重要な原料そのものだ。コレステロールやリン脂質が十分に血管壁に供給されないとなると、どんなことが起こるのか。膜の修復がうまく進まなくなり、血管内皮細胞が剝がれ、動脈硬化が進む。

ＬＤＬにはもう一つ、極めて重要なものが含まれている。脂溶性ビタミンだ。ビタミンＤ、あるいはビタミンＣ以外の抗酸化ビタミンの大部分。これほど大切なものが血管壁に十分供給されないとなると、きっと大変なことになる。

血管壁でコレステロールの合成が始まるが、このことの危険性は第２章で述べた。合成の際にできる中間代謝物のせいで、家族性高コレステロール血症では冠動脈疾患が起こりやすくなる。ただ、年を取った人の場合はそれほど心配しなくてもいいようだ。それに、次の節で述べるように、家族性高コレステロール血症には、ある特典があるのだ。

これまで、高コレステロールと動脈硬化をつなげる架け橋として、しょっちゅう顔を出してきた家族性高コレステロール血症であるが、表3-12と前述した話を総合すれば、その説がいかに危ういかが理解できると思う。

一般の高コレステロール血症はいろいろな機序で起こるが、家族性高コレステロール血症、あるいはその関連のLDL粒子が細胞に取り込まれにくくなる疾患とは、成り立ちがまったく違う。少なくとも、高コレステロールになっても血管壁にはほとんど関係しない。

実は感染症にかかりにくい

高コレステロール血症では、むしろ感染症に対して強くなることがわかっている。一般人でも、LDL-コレステロール値が高い群ほど肺炎による死亡率が低いことがわかっている。

最近、一九～二〇世紀のオランダの、家族性高コレステロール血症の家系を追跡した調査が報告された。家系図から、一九世紀には家族性高コレステロール血症は長寿であることがわかった。

一九世紀から二〇世紀初めにかけて、死亡原因として多かったのは感染症である。家族性高コレステロール血症の人は感染症に強かったのではないかと考えられる。

LDL-コレステロール値が高いと、バクテリアの周囲を囲んでいるリポポリサッカライド（LPS）の毒性が軽減される。LPSはエンドトキシンとも呼ばれ、多糖類と脂質の複合体で、細菌の外膜成分の一部をなす。炎症にかかわる動物実験でよく利用されるものである。

遺伝子を操作して家族性高コレステロール血症となったマウスでは、LPSを投与すると、野生種のマウスより八倍も抵抗力が強かった。

コレステロールを減らしたラットに細菌毒素を注入すると、大部分のラットはただちに死亡したが、前もってヒトの精製LDLを注入しておくと死亡しなかった。LDLには細菌毒素やウィルスを中和する作用があるのだ。このほかにも、リポタンパクが細菌やウィルスを中和するとの報告が何報もある。

致死率がほぼ一〇〇パーセントの伝染病が世界的に蔓延（まんえん）したとする（パンデミック）。そのとき、家族性高コレステロール血症の人はLDL-コレステロール値が非常に高いため死なずにすみ、人類は結局、生き延びることになろう。家族性高コレステロール血症の人たちは、選ばれた人たちなのである。

コレステロールと総死亡率の関係

コレステロールと総死亡率の間には、二つの関係があり得る。

① コレステロールが原因となって寿命を左右する場合

② 別の原因（関連した複数の原因も可）がコレステロール値と寿命の両方を左右する場合である。

①に相当する部分としては、前述の家族性高コレステロール血症の家系の寿命についての報告や、マウスの実験などにより、ＬＤＬ-コレステロールが感染症に対して「善玉」として働く可能性が高いと考えられる。

神奈川県伊勢原市民を対象にＬＤＬ-コレステロール値と総死亡率の関係を調べた研究では、肺炎（少数だが感染症以外の原因で呼吸不全になって死亡した例も含む）による死亡率は、ＬＤＬ-コレステロール値が１８０mg／dLを超えると、男性でほかの群の三分の一程度に、女性では半数近くに低下している。

②に関しては、肝疾患が、その代表例に当たる。肝疾患によってコレステロール値が低下する。

ＬＤＬ-コレステロール値が極端に低い人たちは、何らかの重大な疾患を持っているためにコレステロールを合成できず（そのためにコレステロール値が低い）、また、その疾患によって死亡してしまったので、因果関係が逆である、と指摘されることがある。

今までの疫学調査では、そのことを除外するために、最初の一～五年で死亡した数値を除く操作をしている研究もある。このような操作をしても、多くの研究で本質的な変化は見られなかったと報告されている。

分析疫学における手法の一つ、コホート研究はもともと因果関係を調べる研究ではないので、前記①でも、②でも、高コレステロール値で死亡率が低ければ、それでいいのだが、因果関係はどちらにしろ、「コレステロール値が高いほうが安全である」という命題と何ら矛盾（むじゅん）するものではない。コレステロール値の高い人たちは胃腸や肝臓などの内臓がしっかりしていて、しかもう つ病とはほど遠い人が多い。彼らはよく食べ、病気にかかりにくい。

かつて高コレステロール血症の患者さんを外来で診療していたとき、となりの部屋で別の病気を診ていた同僚の医師から「先生の患者さんはよく笑うね。明るい笑い声が聞こえてくる」と指摘されたことがある。確かに、高コレステロール血症の患者さんは元気で朗（ほが）らかだ。よく食べるし、よく笑う闊達（かったつ）な人たちである。病気ではないからだ。

コラム③ コレステロール値が高いと「筋トレ」がうまくいく

スポーツ栄養学が大きく変化

筋力トレーニングに、コレステロールが大いにかかわっているという。

これは、二〇〇九年一〇月にジュネーブで開かれた第二回国際栄養遺伝／栄養ゲノム学会のサテライトシンポジウムで聞いた話である。

老齢者が筋力トレーニングをする際、①コレステロール摂取が多い人、②もともと血清コレステロール値が高い人、③スタチンの使用者、のいずれかの場合でも、「筋肉量（ＣＴで確認）と筋力が向上する」という研究が発表された。

これは、ヒトとラットで同じ結果が出ており、この研究で、スポーツ栄養学が大きく変化する可能性が出てきた。

①と②の条件なら、コレステロールが利用されやすくなるので筋トレで筋肉が増えることは何となくわかるが、問題は、なぜ同等の効果が、それとは逆の③コレステロール値を低下させるスタチンで得られたかである。

新しいコレステロール説から解説

これは、コレステロール代謝で考えれば、すべてを合理的に説明できるかもしれない。

コレステロール代謝はアセチルCo-Aから始まり、コレステロールとなるまでに約二〇のステップを踏む。途中で、イソプレノイドという骨格を持った中間代謝産物がいくつもできるのだが、コレステロールを摂取するとコレステロールの合成がその分抑えられるので（条件①）、中間代謝産物も抑えられる。

コレステロール値がもともと高い人の中には（条件②）、全員ではないにしてもコレステロール合成が抑制され、やはり中間代謝産物が減る可能性がある。

スタチンを使えば（条件③）、当然、中間代謝産物が減る。

というわけで、イソプレノイド骨格を持つ中間代謝産物（特にファルネシルピロリン酸、ゲラニルゲラニルピロリン酸）が筋トレの効果を抑制しているとすれば、話は成り立つ。

しかし、残念なことに、この仮説に関する実験的証明はなく、何もわかっていない。

もう一つの仮説は、①と②は筋肉の材料があるということから説明し、③スタチンについては有名な副作用、つまり筋毒性がかかわることで説明できるかもしれない。

この筋毒性も、コレステロール代謝の中間代謝産物であるイソペンテニルピロリン酸の合成低下で説明できるようだ。この物質がないと筋肉保持が難しくなるという。

筋トレは、ある程度筋肉を痛めつけることが必要で、実際に効率よい筋トレをすると筋肉がある程度ダメージを受けて、筋肉に特異な酵素（ＣＰＫ）が血中に漏れだしてくることが血液検査で測定できる。マラソン選手などの中には、この酵素の増え具合を見て筋肉負荷の調節をしている人もいる。

そこでスタチンを使うと、筋肉が臨床的にはわからない程度の障害を受ける。さらに筋トレが重なることで、筋肉に障害が起こり、筋肉の修復と増強の引き金になると考えられる。でも要注意。家族性高コレステロール血症患者のプロのスポーツ選手で、スタチンの服用者を調べたところ、何と二四人中一七人が筋肉異常のためスタチンの服用を止めていたという報告がある。

彼らの筋肉に対する感覚は、それこそプロ級であり、微妙な違いを感じ取れるはずだし、ふだんから速さ、重さ、得点能力など、いろいろな数値できちんと認識している。

最近の研究では、スタチンを投与すると筋のエネルギー代謝が二倍ほど遅れることがわかった。プロのスポーツ選手なら、きっと変だと気づくことだろう。

血液検査の結果に出てこなくても、スタチンにより筋肉の変性が起こっていることはすでに述べた。筋肉に問題が出れば運動がおろそかになり、心臓病を起こしやすくなるから、このことはかなり重要な話だ。

どちらにしてもスタチンは筋障害を起こすので、やはりスタチンは不要なのだ。

第４章　植物油はいらない

n－6系脂肪酸が発がんを促進

二〇一〇年九月、筆者が理事長を務める日本脂質栄養学会は「長寿のためのコレステロールガイドライン」を発表した。

その内容は、本書でこれまで話してきたことと違わず、従来のコレステロール学説を偏りのないエビデンス（臨床的な裏づけ）からとらえ直し、コレステロール値を総死亡率から見直したものである。第1章で取り上げた日本動脈硬化学会の「動脈硬化性疾患予防ガイドライン」に真っ向から反論する内容になっている。

これまで推奨されてきた、「リノール酸を多く含む植物油を増やして動物性脂肪やコレステロールを多く含む食品を減らす」という食事指導は、むしろ心疾患やがんなどを増やす危険性が高い。

日本脂質栄養学会・コレステロール ガイドライン策定委員会のガイドライン（「長寿のためのコレステロールガイドライン」）では、動脈硬化による病気や炎症性疾患を予防するために、リノール酸に代表されるn－6系脂肪酸の摂取を減らして、n－3系脂肪酸を増やすことを勧めている。

図4-1　n−6系脂肪酸とn−3系脂肪酸

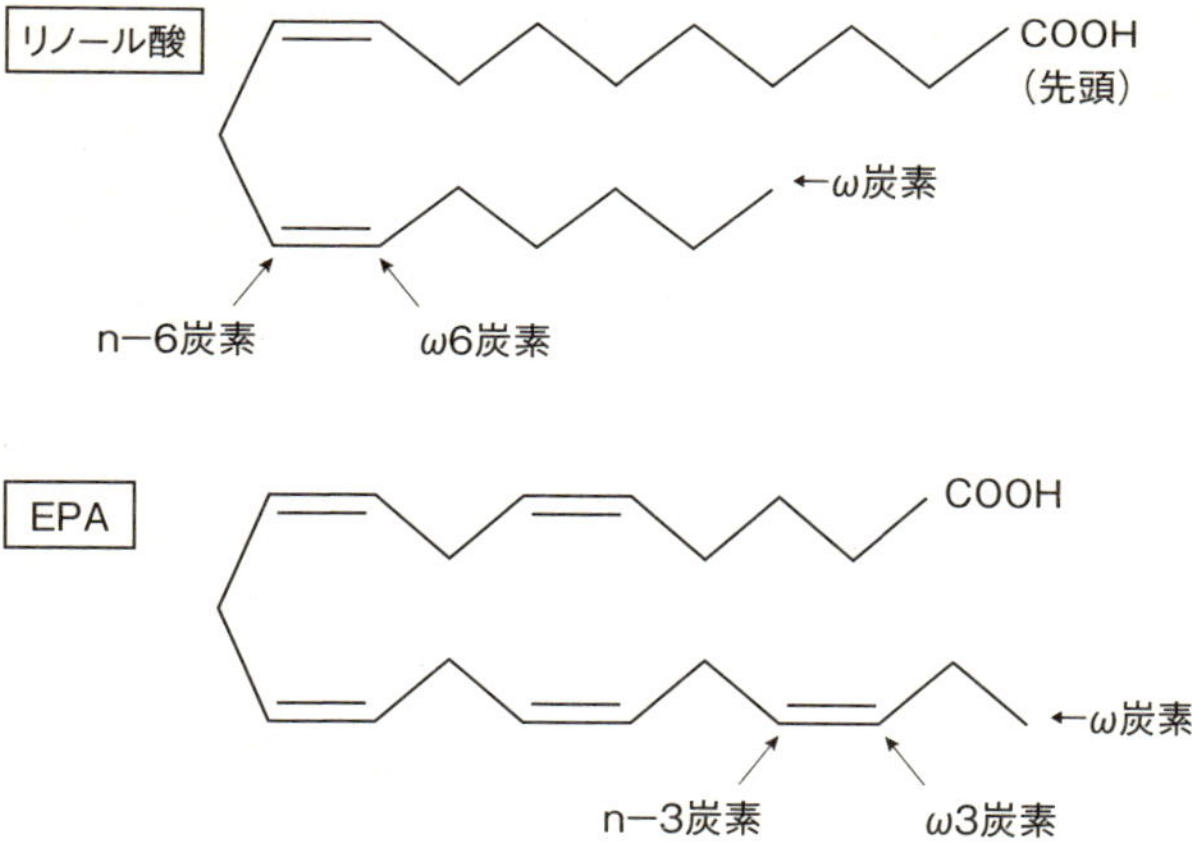

図4-1をご覧いただきたい。n−6系脂肪酸とは、リノール酸で説明すると、炭素数nが18なのでn−6=12となり、最後の二重結合の位置が先頭の炭素から一二番目にあることを示す。ω（オメガ）6と表記される場合もあるが実質的に同じことを指す。n−3とω3も同様で、両者ともヒトの体内で合成することはできない。

リノール酸は、多少コレステロール値を下げる作用はあるが、**図4-2**に見るようにアラキドン酸に代謝されてしまう（リノール酸はいくつかの酵素で順次変換され、アラキドン酸になる）。アラキドン酸は、炎症に関係するプロスタグランディンやロイコトリエン（この物質はアレルギーにもかかわる）、さらに、心筋梗塞や脳梗塞にかかわるトロンボキサンのもととな

図4-2　二つの必須脂肪酸の代謝経路（簡略化した）

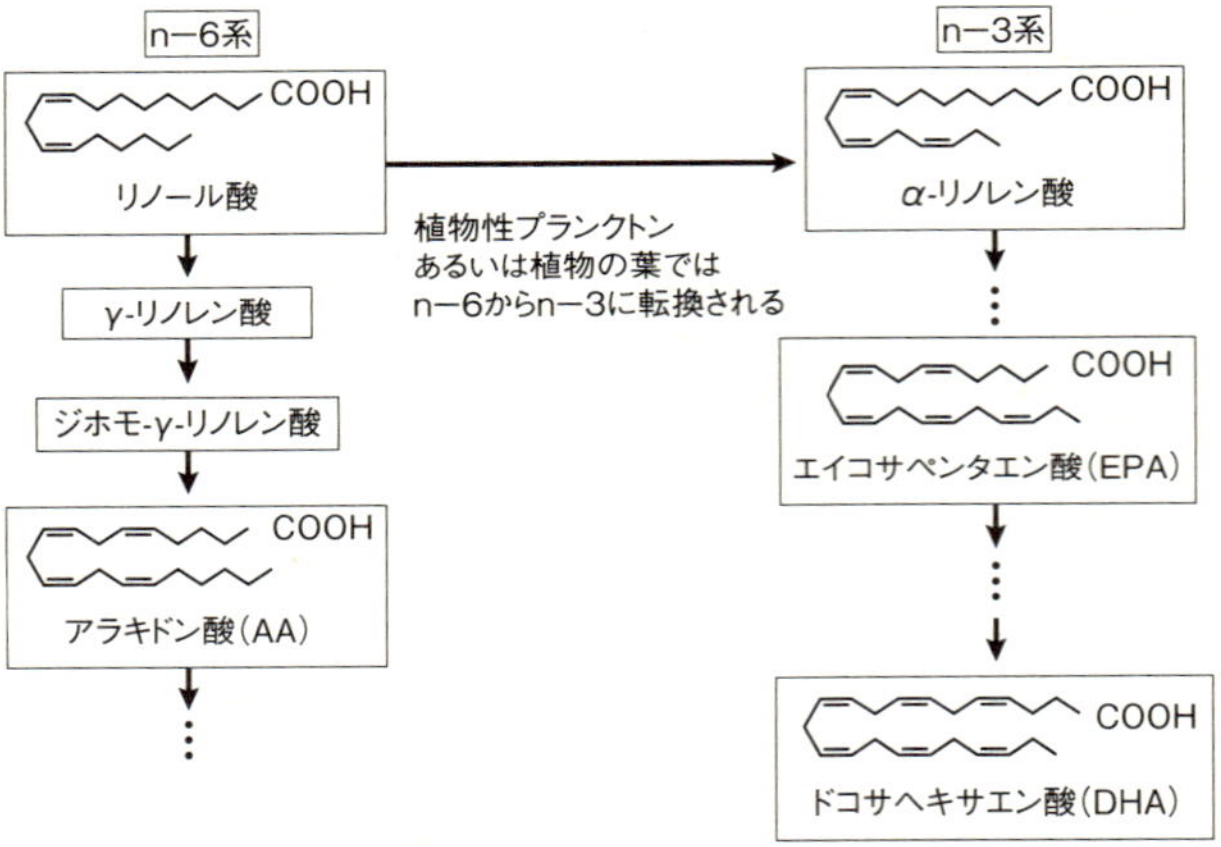

る物質である。n－3系脂肪酸は、これらn－6系脂肪酸に対して拮抗的に働く。

主なn－3系脂肪酸には、α‐リノレン酸、EPA（エイコサペンタエン酸）、DHA（ドコサヘキサエン酸）などがある。α‐リノレン酸はシソ油、エゴマ油に多く含まれる。EPA、DHAは魚油に含まれる脂肪酸である。

奥山治美教授の動物実験によると、リノール酸やアラキドン酸などのn－6系脂肪酸が発がんを促進し、n－3系脂肪酸（α‐リノレン酸、EPA、DHA）がそれを抑制することが明らかになっている。

臨床的にも、コレステロール学説に基づいた栄養指導でリノール酸摂取を増やした群のほうが「発がん率が高い」ことが示されている。

α-リノレン酸摂取量が多いほど前立腺がんになりやすいという研究結果があるが、日本人はα-リノレン酸を多量に摂取しているにもかかわらず、先進国の中では前立腺がんの頻度は低い。一方、米国の疫学調査では、魚の脂肪酸の摂取量が多いほど前立腺がん死亡率が低いことが明らかにされている。

リノール酸は極力減らすべし

リノール酸の必須量は、総エネルギーの一パーセント以下であるが、現在の日本人の摂取量は五～六パーセントもある。

欧米人も含めて大部分の人は、ほんの一世紀前まではリノール酸の摂取量は三パーセント以下だったとされる。良好な栄養状態を保つために必要な量は二～三パーセントと考えられるので、現在の五パーセントという摂取量は多すぎる。

ＷＨＯ（世界保健機関）や米国ＮＩＨ（国立衛生研究所）では、リノール酸の摂取上限を一〇パーセントと設定している。現在の日本人の摂取量や、米国人の摂取量である七パーセントより増えてもかまわないということなのだが、日本脂質栄養学会と国際脂肪酸・脂質学会は現状より削減することを勧めている。

一方、日本人のn－3系脂肪酸（α-リノレン酸とEPA、DHA）平均摂取量は一・五パーセントだが、こちらは、これ以下にしないほうがいい。

植物性より動物性が安全

次章で詳説するトランス脂肪酸が「心血管疾患の危険因子」とされたことから、日本では、その代わりとしてトランス脂肪酸を含まないパーム油の供給量が増えている。

しかし、パーム油も含めて現在流通している植物油の九割はリノール酸の割合が大きく、炎症を促進するリスクがある。動物実験では、腎障害や脳出血、発がん促進などの有害作用が認められている（**図4-3**）。植物油のほとんどは、「人間での安全性」はまだ確立されているとはいえないのである。

一方、動物性脂肪は植物油に比べて長期的には総コレステロール値を上げず、ヒトへの有害作用も認められない。飽和脂肪酸は、心血管系疾患の死亡率を低下させるのである。また、動物性脂肪の主成分である飽和脂肪酸や一価不飽和脂肪酸は、炎症にかかわるプロスタグランディンなどに変換されることはない。

「コレステロール学説」によって、動物性脂肪は摂取を控えるよう勧められているが、植物油よ

図4-3　日本で供給されている植物油脂とその栄養学的問題点

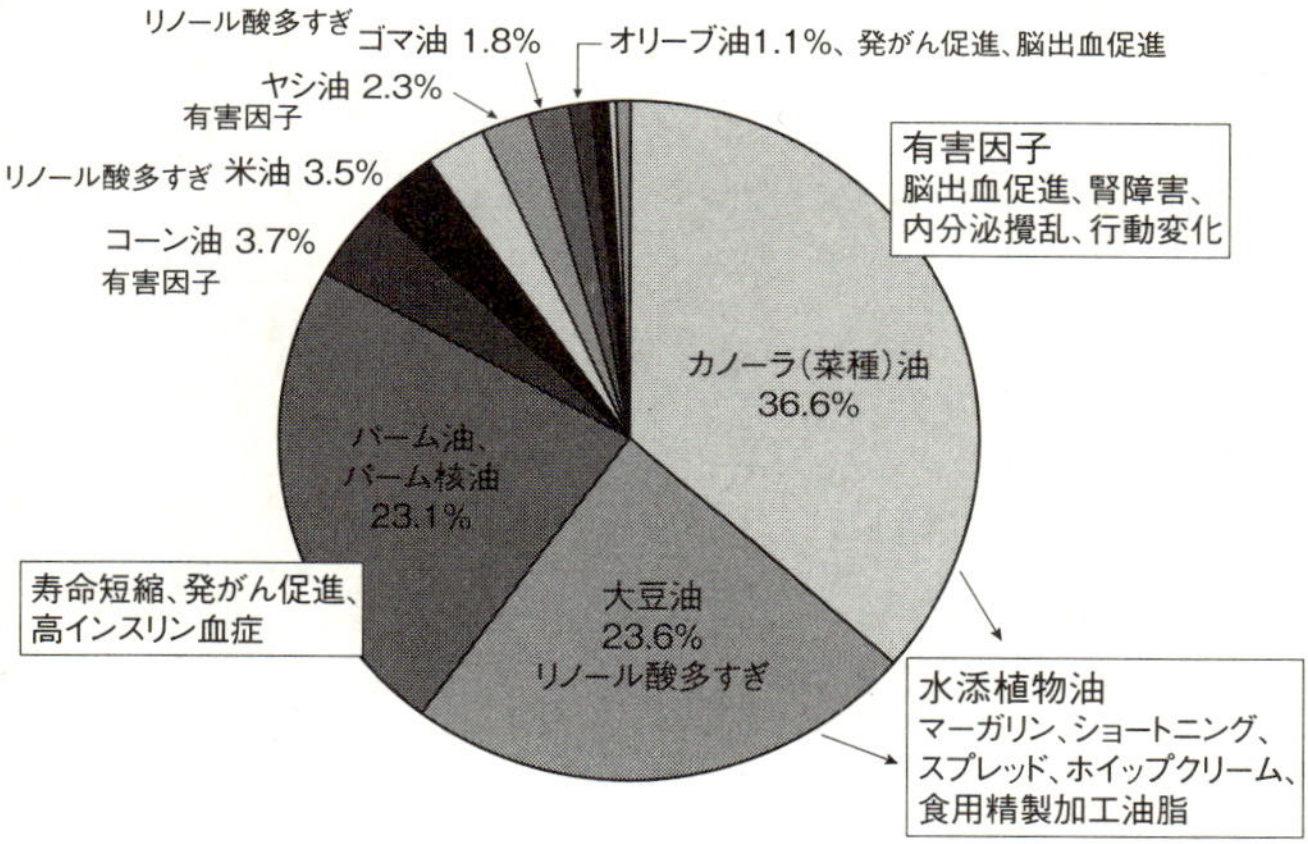

〈Okuyama, H., Yamada, K. et al. 2007〉

りずっと安全な油なのだ。前章の話のように、脳出血・脳梗塞を抑える成分としても期待されよう。

一般に「動物性より植物性は安全」と考えられているが、これは逆である。動物性のほうが安全な食べ物なのだ。動物性で危険なのは毒を持つもの、寄生虫その他に感染しているものぐらいだ。そして、動物性脂肪そのものは無害である。一方の植物には、食用には適さない危険な種類がたくさんある。

たとえば、夾竹桃（きょうちくとう）は白やピンクの花を咲かせる美しい観賞用の植物だが、葉から果実まですべての部分に毒性がある。実際に、一九七五年のフランスで、夾竹桃の枝でバーベキューしていた七人が死亡しており、戦前の日本でも、夾竹桃の箸で食事をした人が中毒にあったケースがある。

植物性だから安心、と考えるのは間違いである。「野菜」という言葉がすべてを物語っている。野菜は「食用に適する植物」につけられた名前なのだ。動物性の食物にそういった概念は存在しない。

くり返す。これまで、動物性脂肪はできるだけ減らしたほうがいいと考えられてきたが、ヒトへの有害な作用がない安全な油脂である。動物性脂肪の摂取を恐れる必要はない。よほど大量に摂取するなら別だが、肥満ともあまり関係しない（第6章を参照）。

植物性では「シソ油」が安全だが

一般に体によいと考えられている植物油は、有害なｎ－6系脂肪酸と体にいいｎ－3系脂肪酸のバランスから見直すと、ほとんどが体によくない。とりわけ大豆油、ゴマ油、コメ油、コーン油、グレープシード油、昔の紅花油などはリノール酸（ｎ－6系脂肪酸）の比率が高い。

また、カノーラ油、パーム油、オリーブ油などの植物油には、動物実験で発がん性、脳出血、腎障害などの危険な有害作用が認められている。

植物油に水素を添加して固形化したマーガリンやショートニングは、安全性に問題がある（1

表4-4　ヒトの体に悪い油／安全な油

できるだけ減らしたい	安全な油であり、肥満しない程度に摂取してよい
コーン油、大豆油、ゴマ油、カノーラ油（菜種油）、紅花油（サフラワー油）、オリーブ油、パーム油、コメ油、ヤシ油、グレープシード油、ショートニング、マーガリン、カカオバター	ラード（豚脂）、ヘット（牛脂）、乳脂、バター、魚油、シソ油/エゴマ油

※魚は２日に１度以上は摂取すること。

３５ページ以降を参照）ので調理に使わないこと。むしろ、肥満の原因と敬遠されがちなバターやラードを利用したほうがいい。加工食品にはこれらの水素添加植物油が使われているので、要注意である。

植物油の中でもっとも安全なのは、シソ油だ。その大半がα－リノレン酸（ｎ－３系脂肪酸）でできているからである。しかし、シソ油は、一般供給量が大変に少ない。日本でのシェアはたった〇・一～〇・二パーセントである。

シソとエゴマは兄弟のようなもので、油の組成はほぼ同じであるため、実際にはエゴマを搾油（さくゆ）の原料に使っている。しかし、シソ油のほうが名前が通っているせいか、エゴマ油という名前はあまり出てこない。

ご存じのようにシソもエゴマもその実は大変小さく、しかも殻の部分が大きい。収穫するまでに実は半分がこぼれてしまい、取れる油の量は微々たるものなのだ。だから、シソ油／エゴマ油を調理に生かそうと広く呼びかけることは難しい。日常に使われているゴマ油やコーン油、オリーブ油をシソ油に代えよう、という提案は現実的ではない。有害な植物油の摂取を可能な限り減らすというほうが現実的なのだ。

植物油はヘルシーというイメージが強いが、とりわけ「健康的」なイメージが強いオリーブ油ですら、動物実験で発がん性が認められている（まだ特定されていない有害な微量成分が入っていると思われる）。だから、調理に使う植物油はできるだけ減らすようにしたい。

とはいっても、現代人の食生活から、フライや天ぷらなどの揚げ物を完全になくすことは難しいだろう。せめて、食卓に上げる回数を減らして、カノーラ油やコーン油、ゴマ油などの植物油ではなく、ラードやバターにしたほうがはるかに安全だ。

料理の種類によっては、ゴマ油やオリーブ油などの植物油が必要なときもあるだろうから、食事の楽しみを考慮するなら、少量という条件つきで使用してもよいだろう。

魚油を無駄なく取り入れるには、フライのように揚げ油に魚油が流れ出てしまう調理法ではなく、刺身や焼き魚をお勧めしたい。

なお、α-リノレン酸の摂取をＥＰＡやＤＨＡのサプリメントに頼ることは勧められない。サプリメントで摂るのは、何らかの事情で魚を食べられない場合のみである。魚を食べていれば、特にα-リノレン酸を摂取する必要はないのだ。これらのサプリメントを摂取するよりも、植物油を減らすよう努力するほうがずっと大切なのだ。

魚油で心不全死亡率が低下

ＥＰＡやＤＨＡを含んだ魚油に関しては、循環器系・血管系の疾病予防についての有用性が示唆されている。

その中でも、製薬会社とは一線を画した研究集団がイタリアにある。約六〇〇名のＧＩＳＳＩ(Gruppo Italiano per lo Studio della Sopravvivenza nell'Infarto Miocardico：心筋梗塞のサバイバルのためのイタリア研究グループ）と呼ばれる循環器専門医の集団だ。彼らは企業からの資金をあてにせず、手弁当で研究をしている。

ＧＩＳＳＩの業績はいろいろあるが、最近興味をひかれたのは、心不全患者での総死亡率を比較した研究だ。魚油を投与することで、多少ではあるが有意に死亡率を低下させることに成功した（すでに心不全に関する一般的治療も施しているため、現れた効果は少ない）。また、スタチンが心不全に無効であることも判明した。

最近わが国でも、大規模な追跡調査（JACC study）で、魚の摂取と心血管疾患、脳卒中死亡率との相関が調べられた。日本は、先進工業国の中では魚の摂取量が飛びぬけて多い国であるが、n－3系脂肪酸の摂取が多い群では、心血管疾患での死亡率（特に心不全）が少ないことが示されたのである。

精神疾患の予防にも魚油が効く

このように、魚油のEPAやDHAと心血管疾患の関係が明らかになってきた。さらに最近では、魚油に関する研究でいちばん熱い部分が、心臓から脳に移ってきた感がある。

魚油に関しての神経系分野での研究を紹介しよう。魚油についてはこれまで、EPAが「うつ病の治療に有効」という研究があるし、われわれの研究で、魚油が「攻撃性を制御する」ことがわかっている。

加えて、最近とてつもない論文が発表された。「精神疾患の予防」に魚油が有効だというのだ。これは、証明力の強い介入試験で確かめられた。

被験者は一三～二五歳の八一人で、皆が精神疾患の症状を呈していたり、一時的な精神疾患を経験したり、あるいは精神疾患に罹患（りかん）しやすい状況や特性を持つ。いずれも、かなりの危険因子を持っている人たちばかりである。まず、一二週間にわたり、魚油（DHA＋EPAで一・二グラム）あるいはプラセボ（偽薬）を二重盲検法で投与し、投与が終わってからさらに四〇週間観察して、精神疾患を発症するかどうかを観察した。

すると、魚油群には四一人の被験者がいたが、一年間で発症したのはたった二人のみであった。一方、プラセボを使った対照群では、四〇人の被験者中一一人が精神疾患を発症し、両群の間に強い有意差が認められた。

また、統合失調症でよく使われるＰＡＮＳＳと呼ばれるスコアでは、陰性症状、陽性症状および全般のスコアも、魚油群で改善されていることが判明した。

この論文のすごいところは、これまでの研究が統合失調症などの発症の危険性が高い人たちに対して、必ずしもその予防に成功していなかったのに、それに成功している点だ。もしも薬を使えば、まず確実に何らかの副作用にさらされる。ところが、魚油の副作用は極めて限られており、魚油なら子供でも問題ない。妊婦でも問題がない。

もう一つ面白い点がある。なぜ、最初の一二週間の投与だけで、その後四〇週間も効果が持続したかである。

魚油の効果は、一般にかなり長持ちすることがわかっている（これは欧米人の場合で、日本人でどうなるかは未だ不明）。魚油の投与終了から数ヵ月たっても、白血球からのサイトカイン産生が抑制されることが知られている。サイトカインと精神との関連はよく知られているので、精神・心理系への効果が長続きしてもおかしくはない（「サイトカイン」とは、免疫や炎症にかかわる細胞が情報の交換や指示を出すときに利用する分子群）。

試験の対照群では、その大部分が最初の三ヵ月で発症している。一方の魚油群では一ヵ月目と七ヵ月目に一例ずつ発症している。このことから、魚油による予防はかなり早期から効果を発揮することがわかる。

もう一つ、精神に関する驚くべき影響が示唆されている。自殺との関連性だ。

われわれは中国の大連で症例対照試験を行った。自殺未遂患者一〇〇例と事故で来院した一〇〇例につき、赤血球中のＥＰＡを測定したのである（図4-5参照）。ＥＰＡ濃度を低い順番に並べると、いちばん低い患者の四分位での自殺を試みる危険率を1とした場合、ＥＰＡ濃度が最高だった四分位では危険率が八分の一に低下していた。

ＤＨＡでも調べたら、似たような関係があった。最近、米国軍人の自殺者八〇〇例で、ほとんど同じデータが出てきた。血中のＤＨＡが少ない人に自殺者が多いのだ。

どう考えても、魚油は「精神機能に不可欠」ということになりそうだ。さらに論を進めれば、世界中の人が十分に魚を食べられるようになれば、紛争はなくなるのかもしれない。

図4-5　自殺未遂の相対危険度とEPA濃度

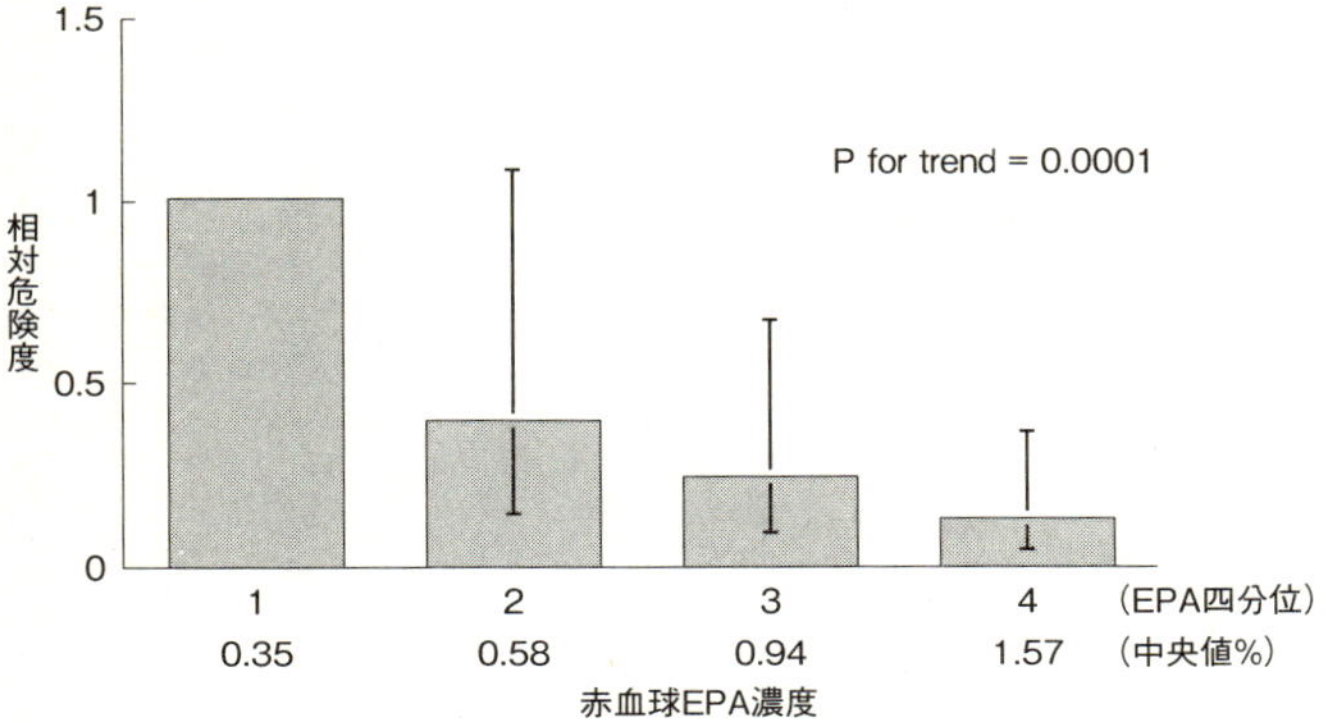

〈Huan M, Biol Psychiatry 2004; 56:490〉

年齢、性別など12の因子で補正した。

精神的な落ち着きが得られる

以下は、われわれが行ったいくつかの二重盲検試験の結果である。まず、健常小学生の行動に関する研究だ。

小学四〜六年生一七九人を二つのグループに分けて、二重盲検法で試験をした。ＤＨＡ群にはＤＨＡ添加食品（週に三・六グラムのＤＨＡと、パン、ソーセージ、スパゲティ）を摂取してもらい、対照群にはＤＨＡを含まない区別不能の食品を三ヵ月間摂ってもらった。

そして、投与前後で心理テストを行った。その結果、半数を占める男子では有意差は見られなかったが、女子ではその差が見られた。対照群で身体的攻撃が増加したのに対し、ＤＨＡ群では変化がなく、両者に有意差が認められたのである(アンケートにより、「ぶたれたらぶち返す」というやり方が自分にどれほど合っているかをたずねて、回答を集計した)。

その理由は不明だが、採血した児童の血中EPA/アラキドン酸比を調べると、これが上昇している人では身体的攻撃が低下しており、相関が見られた。この結果は、攻撃性と脂肪酸に何らかのつながりがあることを示唆している。

また、児童の衝動性についても調べた。保護者にアンケートを取ったところ、DHAを摂った群で衝動性が低下していることがわかり、健常者でも魚油に効果があることが推測された。

攻撃性の低下に関しては、落ち着きがないことを主な症状とする注意欠陥多動性障害(AD/HD)児を対象とした二重盲検試験でも、明らかになっている。前記と同様のDHA食あるいは対照食を二ヵ月投与したところ、魚油群で攻撃性が低下したのである。

小学校で出席率がアップ

次は、インドネシアで行われた、小学校の出席率に関する研究である。

日本のように義務教育がしっかりしていて、識字率が九九パーセント以上という国では、小学校への出席率はあまり大きな問題とはならない。しかし、発展途上国では、小学生の出席率が国民の識字率を上げる意味でも極めて重要である。

もともとこの研究は、魚油に抗マラリア効果があるかどうかを調べる目的で行われたものだった。動物実験で明らかになった結果が、小学生でも似た効果を示すかどうかを、インドネシアのスンバ島の小学校で検討したのである。

二重盲検法により二三三人の九〜一二歳の小学生に、三ヵ月にわたってＤＨＡ濃縮魚油、あるいはプラセボを投与した。その結果、学校を一度でも休んだ人は、ＤＨＡ群においては二七人であったのに対し、プラセボ群では四九人に上った（有意差あり、Ｐ＝０・００３）。

なお、マラリア原虫陽性者はＤＨＡ群で四人、対照群で八人であり、意味のある差はなかった。

この研究は、魚油の抗マラリア効果を調べるためのものだったので、サブ解析（本来の目的とは異なる課題の検討）である。しかし、十分にＰ値が低いことと、タイでも似たような研究結果が出ていることを考慮するなら、小学生の出席率に魚油が影響していることは十分考えられる。

現在、われわれは、「心的外傷後ストレス障害の予防に魚油が有効」というオープン試験（対照群のない予備研究）の結果を得て、一四〇人規模の二重盲検試験を進めている最中である。

今後はさらに、魚油のさまざまな効果が判明することだろう。

コラム④　栄養学者の嘆き

貧富の差が表れた学問

栄養学はかなり呪われた学問である。

「これまでの栄養学は間違っていた」といえば、「栄養学者がまた意見を変えた」とバカにされる（昔の間違った栄養学を伝えたのは古い学者で、われわれではありませんといっても言い訳がましい）。

栄養士・管理栄養士ら、現場に携わっている人たちからは、栄養学と国の指導が異なっているので、どうすればいいかわからない、ルールが二つあると混乱する、といわれる。

根本的なことをいうなら、栄養学そのものが大混乱状態なのだ。

人は気づいていないのだろうか。いかなる時代でも、世界中のどこかで食べる物がなくて死んでいく人がいる。そこでは、栄養学などどうでもいい。「食い物をくれ！」それがすべてだ。

「飽和脂肪酸？　植物油？　何それ？　食い物だったら何でもいいから食わしてくれ！」

しかし、大部分の日本人は毎日三食食べている。めんどくさいからといって朝ご飯を抜くのは健康によくない、とまでいわれている。栄養学とはいったい何なのだろう？

先進国の、先進国による、先進国のための学問。そう、これほどまでに貧富の差を如実に表す学問はほかにはない。その恐ろしさは、昨今の金儲けのための経済学といい勝負だ。

地球上から魚がいなくなる日

国が、毎日一グラムのＥＰＡ・ＤＨＡを摂取しようといい出した。

栄養学的には一見、理にかなっている。昔、筆者も似たようなことをいっていた。栄養学上も正しいことと信じていたからだ。

ここで簡単な計算結果を紹介しよう。世界の六九億人の人が毎日ＥＰＡ・ＤＨＡを一グラム摂取すると、たった二年で地球から魚がいなくなってしまうのである。小説のタイトルに出てきそうだ。『魚がいなくなる日』。

昔、筆者は植物油としてシソ油／エゴマ油を勧めていた。本章でも触れたとおり、これらの油にはリノール酸は少ないし、α-リノレン酸が半分以上を占めているため、現代人にはうってつけなのだ。

奥山治美教授の動物実験でも、「まったく問題がない」唯一の植物油となっている。

しかし、あるときから、私は勧めるのをやめた。日本での販売量が植物油全体の〇・一からせいぜい〇・二パーセントしかないからだ。日本全体を考えたとき、これでは話にならない。

日本人全体（あるいはもっと広く全人類）に当てはまらない学問は、どこか間違っている。根本はどこにあるのだろうか？

栄養学から離れてしまうが、そもそも地球上には人が多すぎるのである。人類全体で、今後一〇〇年から一五〇年かけて人口を一五億人程度に減らせば、いろいろな問題が解決できる。このまま人口を増やし続けたら、すべての分野で、矛盾（むじゅん）がさらに大きくなると思う。

地球という星が養える人口には限りがある。大きな格差を認めるのなら、何百億いようと人類の中でも上位にいる人には問題なかろう。

本章で触れたとおり、栄養学の分野から考えると、「ＥＰＡ・ＤＨＡを毎日一グラム」という考え方は、リノール酸の摂りすぎが原因なのだ。植物油を中心としたリノール酸源を減らせば、それに拮抗（きっこう）するＥＰＡ・ＤＨＡを減らすことも可能で、四分の一の二五〇ミリグラム程度でも問題ないかもしれない。

太古（たいこ）の人類が毎日、魚を食べていたとは考えられないからだ。ところが、彼らのリノール酸摂取は、極めて限られていた。

人類の総数を減らすという壮大な計画は、人々のエゴにより、きっと潰れる。そのとき、栄養学者は別のことを考え始める。

大腸菌を遺伝子操作してＥＰＡ・ＤＨＡを作らせる。その大腸菌を大腸に留めておけば、魚などいらなくなりそうだ。

これから人類がどこへ進むかは誰にもわからない。しかし、栄養学が大きな矛盾を内包していることだけは確かなのだ。

第5章　「トランス脂肪酸」は本当に悪いのか

トランス脂肪酸を判別する原則

「トランス脂肪酸」は古くて新しい問題である。一度話題になるとやがて消え、何年もたってからまた話題になる。危険といわれながら、トランス脂肪酸は安価な油に含まれているので経済的には使わざるを得ず、人はいまだに使用し続けている。

トランス脂肪酸とはいったいどんな物質で、どんな問題点があるのだろうか。そもそも食べてもいいものなのか?

プロローグに示した、食品の一般原則に立ち返ればすぐに判明する。太古から存在したトランス脂肪酸は、反芻（はんすう）動物（牛、ヤギなど複数の胃を持っている動物）からの食品に限られている。安全なのはそれらの食品だけとなる。

となると、ほかのトランス脂肪酸を含む食品はいっさい食べないほうが安全である。ところが、危険だとするデータは必ずしも決定的ではない。

ここでは、トランス脂肪酸をどう考えればいいのかを詳しく見ていこう。

なお、この章に出てくるトランス脂肪酸の話、あるいはそれに大きくかかわるジヒドロ型ビタミンK1については、奥山治美教授らの総説からかなりの部分を引用している。科学的な部分、あるいは細かいデータが必要な場合は「脂質栄養学」を参照されたい（ネットで閲覧可）。

なぜ「悪い」とされるのか

あとでもう少し詳しく説明するが、簡単にいうと、心筋梗塞（しんきんこうそく）が増えるからトランス脂肪酸は「悪い」のである。

主に米国で行われた疫学調査によると、トランス脂肪酸の摂取が多い人ほど心筋梗塞が増えている。このようなデータはいくつか発表されているが、トランス脂肪酸を食べることで生じる危険性はせいぜい三〇パーセント増し程度である。

ところが、米国で栄養学関連の疫学調査をしている心臓病専門医、モザファリアン博士によれば、心筋梗塞発症の原因としては、一位に魚をあまり食べないこと、二位にトランス脂肪酸を摂（と）りすぎることを挙げている。それほどトランス脂肪酸の問題を重要と考えている人もいるのだ。

トランス脂肪酸が悪い理由として、一般には、「悪玉」コレステロールといわれるLDL-コレステロール値を上げる、「善玉」のHDL-コレステロール値を下げる、肥満やインスリン抵抗性（糖尿病）との関連、などが指摘されている。

もっとも、本書ですでに触れたように、LDL-コレステロールとHDL-コレステロールに関しては心筋梗塞の原因として挙げる必要はない。

脂質代謝を変化させること（コレステロールの変化）とは別の重要な原因があり、トランス脂肪酸そのものは、それほど危険ではないかもしれない。トランス脂肪酸と行動をともにする「別の悪玉」の存在も考える必要があるだろう。

そもそも「トランス」とは何か

のっけから化学式で申し訳ないが、**図5-1**を見てほしい。この化学式からトランス脂肪酸という名前の由来がわかる。

脂肪酸を構成しているのは炭素の鎖（くさり）だが、炭素と炭素は飽和型の結合（図中の一本鎖）あるいは不飽和型の結合（二重結合、図中の二本の線）で結ばれている。飽和型の結合では、炭素と炭素は一本鎖の周りをぐるぐる回れるが、二重結合になると、炭素の方向は固定され、鎖の向きが二種類できる。

鎖が同じ方向の場合（図の上の部分）をシス型といい、逆方向を向いている場合（図の下）はトランス型という。このような構造を持っている脂肪酸がトランス脂肪酸である。

普通、動植物が二重結合を作る際にはシス型しか作れない。そこで、一般にはシス型しかない

図5-1　シス型結合とトランス型結合

シス型結合：

トランス型結合：

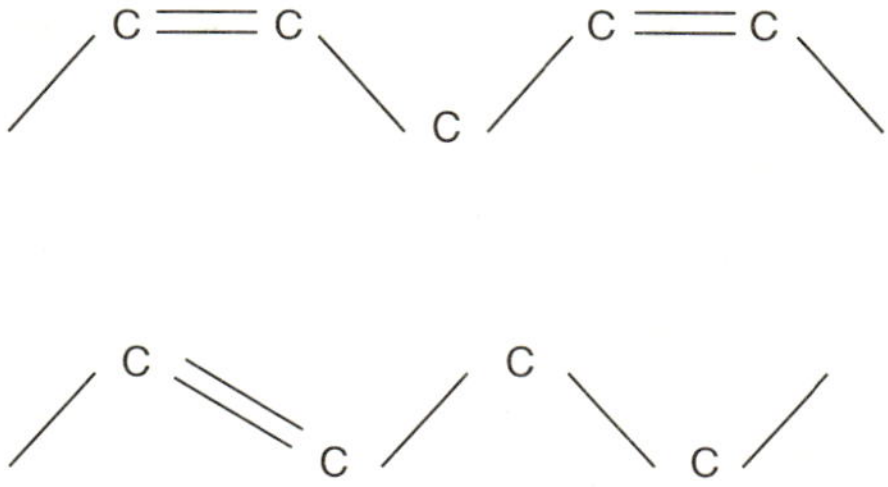

はずなのだが、動物の反芻胃にいる常在菌には、シス型の脂肪酸をトランス型に変える細菌があり、一部をトランス型に変化させている。

ただ、型を変換するこの酵素は限られていて、でき上がるトランス脂肪酸も種類が限られている。大部分はバクセン酸と呼ばれるものである。

トランス脂肪酸の誕生

では、現在一般に売られている油には、なぜトランス脂肪酸が含まれているのだろう。簡単にいえば、それは、安価な油を使用してバターの代用品（マーガリン）を作ることから始まった。

植物油や魚油は常温では液体であるため、そのままでは固形のマーガリンにならない。そのような油には二重結合（不飽和型）が多く、二重結合があるとそこで炭素鎖が曲がった方向で固定されるため、脂肪酸分子同士がぴったり重なりにくくなる。ぴったり重なった場合、分子間引力という強い力で両者がくっつき、流動性はなくなるのである（つまり固形になる）。

そこで、常温で液体の油を工業的に変化させることになった。それが「水素添加」といわれる手法で、図5-1のシス型脂肪酸に触媒を用いて水素を添加する。

そうすると二重結合が解消され、飽和型の脂肪酸（一本の線で結ばれている）に転換される。脂肪酸同士がぴったりくっついて固形となり、マーガリンとしてちょうどよい固さになるのである。飽和脂肪酸がちょうどいい具合に増えて適度な固さを保てればいいのだが、固すぎてしまうことがある。そこで、部分的に水素を添加して固さを調節することになる。

ところが、ここで問題が起きる。部分的水素添加が理想的に進めば、飽和型脂肪酸がある程度できるだけですむが、工業的に水素添加すると一部はトランス型になってしまうのだ。これがトランス脂肪酸の始まりである。

疫学調査の怪しい部分

トランス脂肪酸と心筋梗塞は、それほど強くはないが相関関係にあり、疫学（えきがく）調査からいえば「食べないほうが安全」となる。

ところが、疫学調査は時としてとんでもない混乱因子を孕んでいる。大昔、コーヒーがいろいろな疾患を増やすという疫学調査がいくつも出てきて、コーヒーをたくさん飲むのは健康によくないといわれていた。ところが、これは一種のぬれぎぬで、最近は、コーヒーの抗がん作用が報告されるようになってきた。

コーヒーをがぶ飲みする人にヘビースモーカーが多いことはよく知られている。コーヒーによる心筋梗塞やがんの発症は、コーヒーの影響そのものではなくてタバコが混乱因子であることが判明してきた（このように、昔の疫学調査にはかなり怪しい部分がある）。

トランス脂肪酸の問題にも、ひょっとして何らかの混乱因子があるのではないか？　次はその点を見てみよう。

プロローグで語った「何を食べるべきか」の大原則を再び持ち出すが、太古に食べていなかったものを食べ始めると、それなりの危険性が出てくる。それも、誰もが想像すらしなかった仕組みで。

水素添加で何が起こるか

ヒトで同じことが起こるかどうかは別として、部分的に水素添加した大豆油に関する寿命の研

図5-2　脳卒中ラットの生存率に及ぼす食餌油脂の影響

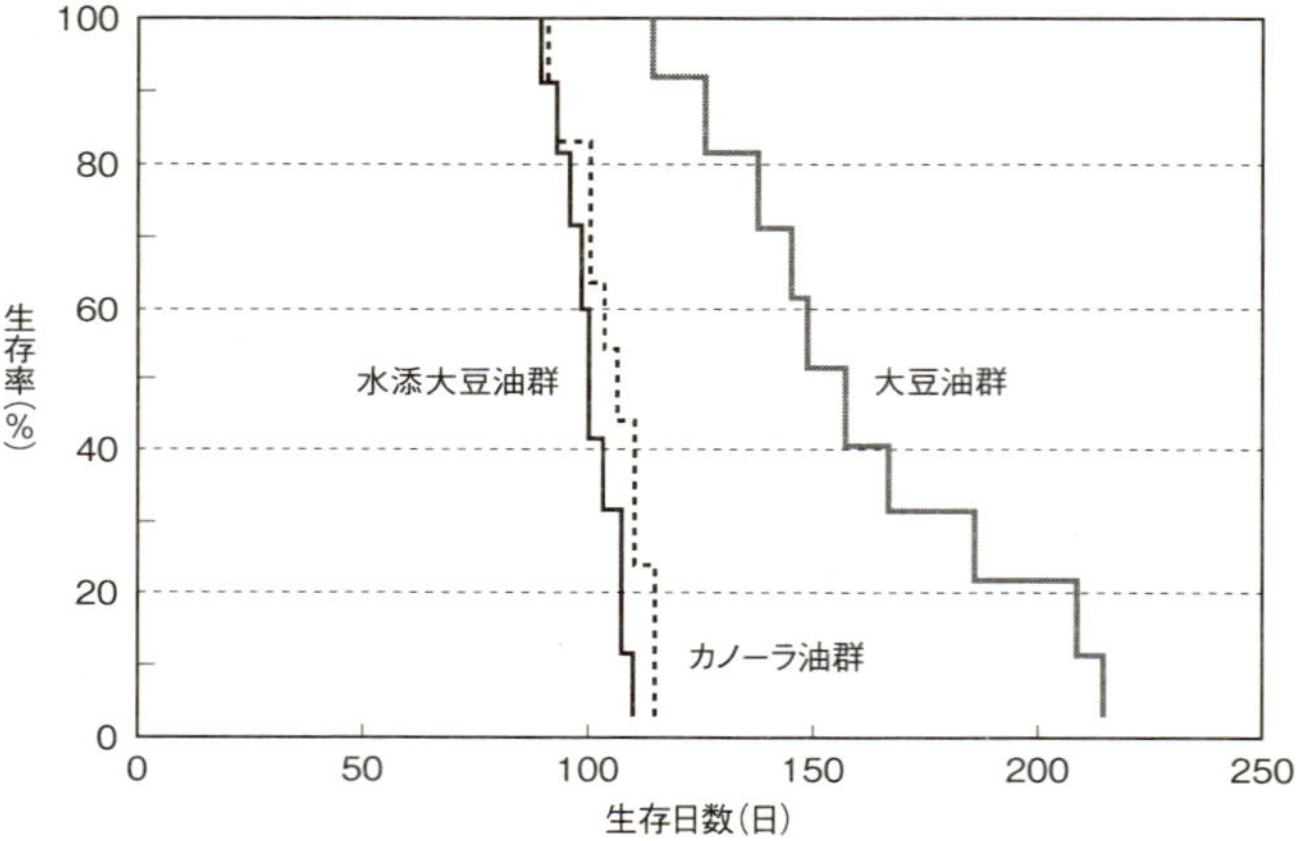

〈Miyazaki Mら、Nutr Res 1998; 18: 1049〉

究が、ラットで行われている。

奥山治美教授らは、脳卒中（脳梗塞と脳内出血）を起こしやすい種類のラットに合成飼料を与える研究で、油成分（飼料のうち一〇パーセント）を水添大豆油、カノーラ油、大豆油にして寿命の比較研究をしたところ、**図5-2**に見られるように、カノーラ油と水添大豆油では、極端に寿命が低下していた。

ほかの研究ともあわせて比較すると、シソ油、亜麻仁油、魚油、バター、ラードなどに比べると、カノーラ油、従来の菜種油、オリーブ油、高オレイン酸ヒマワリ油、高オレイン酸紅花油、月見草油、コーン油、水添大豆油、水添カノーラ油などで著しく寿命を短縮している。

いったい、これらの油の何が寿命を短縮しているのか。これは重要な問題だが、複数の因子が絡(から)んでいるようなのだ。

奥山教授によれば、その中に、ジヒドロ型ビタミンK1という物質が現れた。この物質のでき方、作用を説明しよう。恐ろしさが少しずつわかってくるはずだ。

ジヒドロ型ビタミンK1の恐怖

ジヒドロ型ビタミンK1は、ビタミンKに似て非なる物質だ。まずはビタミンKについて説明しよう。これだけで以後の議論をかなり想像することができる。

大まかにいうと、ビタミンKは二つの仕事をしている。一つは、血液凝固にかかわる酵素の必需品である。これがないと止血がうまくできない。もう一つは、骨のタンパク質のうち二番目に重要なタンパク質の合成に直接かかわっている。

骨の中のタンパク質には有名なコラーゲンがあるが、ほかにもオステオカルシンと呼ばれる極めて重要なタンパク質がある。これがうまくできないと年を取ったとき、転んだだけで骨折するようになる。骨粗鬆症(こつそしょうしょう)である。

図5-2の寿命の問題に戻ると、この実験動物は脳出血を起こしやすい特別な種類である。その動物の止血機能がビタミンK不足を起こしているとなれば、早死にしてもおかしくない。

ジヒドロ型ビタミンK1という名前だが、ジヒドロとは「水素（ヒドロ）が二つ（ジ）くっついた」という意味である。すなわち、大豆油が水素添加されるときに、別のものにまで（ビタミンKにまで）水素が添加され、生体にとって有害なもの＝ジヒドロ型ビタミンK1ができてしまうのだ。

困ったことに話はこれで終わらない。今度はオステオカルシンがかかわる。

骨粗鬆症の元凶なのか

数十年前に比べれば、日本人の食生活は格段に進歩し、身長は伸び、寿命も延び続けている。必要なものは食べられるようになった。

しかし、二つだけいまだに不足しているものがある。一つは若い女性の鉄分。もう一つはカルシウムである。

日本では、カルシウムはまだ必要量の八〇パーセント程度しか摂取されていない。米国人は日本人の約二倍のカルシウムを摂取している。カルシウムを十分摂取することは、よく知られているように、骨粗鬆症の予防につながる。

そこで、カルシウムを十分量摂取している米国人は骨粗鬆症が少ない……となるはずだが、ここでとんでもない問題が出ている。骨粗鬆症関連骨折というのがあり、その中の一つに大腿骨頭下骨折（大腿骨の骨盤付近での骨折）がある。この骨折に関しては、カルシウムをたくさん食べている米国人のほうが、日本人より多いのだ。

その理由は、よくわかっていない。カルシウムを多く摂っているのに骨粗鬆症になるため、「カルシウム・パラドックス」と呼ばれている。

一説には、カルシウムと同時にたくさん摂取しているタンパク質のせいだといわれる。タンパク質を多く摂るとカルシウムの排泄（はいせつ）が増え、骨粗鬆症になるのだという。

それだけで説明できるとは思えない。そこで登場するのがジヒドロ型ビタミンK1である。

カルシウム・パラドックスを解決

米国人のトランス脂肪酸摂取は、日本人の三倍ほどもある。トランス脂肪酸を食べれば、当然、比例してジヒドロ型ビタミンK1の摂取も多くなる。

すると、ビタミンKに依存する骨の重要なタンパクであるオステオカルシンが少なくなる。つまり、カルシウム・パラドックスはトランス脂肪酸というか、水素添加油脂の存在で説明可能なのだ。

とするなら、水素添加油脂を食べなければすべて解決となるのではないか。でもどうやって？まず、マーガリンを食べないことである。最近のマーガリンにはトランス脂肪酸のないものもあるが、どっちみちリノール酸など、ろくなものが入っていないので、マーガリンは摂取しないことだ。バターのほうがよほど安全である。

われわれの研究によると、バターは水素添加する必要がないので、もちろんジヒドロ型ビタミンＫ１は存在しない。

次に控えたいのは、業務用のマーガリンが使われている食品を摂取しないことである。すべてを自分で料理しているのなら業務用マーガリンを使用しなければ問題ないが、何かの加工食品を買うとなると、とたんに何を食べているかわからなくなってしまう。そこにトランス脂肪酸がどれだけ入っているか、よくわからない。

多くのパンやケーキは業務用マーガリンを使用しているため、トランス脂肪酸が入っている。当然、ジヒドロ型ビタミンＫ１もちゃんと入っている。

業務用マーガリンを使用せず、良心的に乳製品だけでケーキを製造している人たちもいる。このような製品はだいたい見当がつく。まず、一般に高価でおいしく、食べればバターの味がする。しかも、ちゃんと「乳製品を使用」と示しているはずだ。たとえちょっと高くても、乳製品のみを使用と表示しているものを購入するようにしよう。

プロローグに書いたように、昔からあるものは一般に安全なのだ。あとから工業的に製造したものには、どんな危険があるかわからない。

コラム⑤「腹八分目」で寿命は延びるのか

食うか食わざるか、それが問題だ

ネズミに自由に食べさせた場合に比べて、エネルギー摂取量を半分近くに減らすと寿命が延びる、という有名な実験がある。ほかの動物でも追試されている。

人間ではどうなるのだろう？

個人的に実践している人もいるようだが、科学的データはまだない。ネズミのように寿命が延びるなら、やってみてもよさそうだ。お腹はすくが、寿命には代えられない。

しかし、結論は……。ヒトではこの方法は成功しない！ ヒトと動物とには「決定的な差」があるので、動物実験をヒトに当てはめることはできないのだ。決定的な差とは何か？ 思考力である。

ここで思考実験をしてみよう。昼食を食べ終わったところで、以下のような命令があなたに下った。残された一時間で何をするか想像してほしい。

「これから二日間にわたり行軍を行う。水は携帯してもいいが、ほかの食品はいっさい持っていってはいけない。途中で食品を調達することも許されない。行軍中は水を飲む以外に飲食を禁止する。一時間後に出発するので、水とその他必要な備品を調えること。以上」

準備すべきものが短時間で集まるとすれば、残りの時間で、さっき昼食を摂ったばかりではあるが、もう少し食べ始めることになるのではないか。恐らく、さっき食べた量の半分くらいは。人によっては同量かもしれない。これが朝食後であれば、その二倍食べる人も出てくるだろう。これから二日間の絶食に備えて、どうしても、もう少し食べておきたい。そう考えるのが普通なのだ。満腹だったはずなのに、もっと食べることになる。

これを逆から考えてみよう。

さらに食べられたはずなのに、さっきはなぜ、一定量食べたら、そこで食べるのをやめたのだろう。なぜそこまで食べて、それなりに満足したのだろう。

理由は、人間は一日に二〜四回食べることが最初から想像できるからだ。明日から飢餓が始まるなどとは、誰も思っていない。夜になればまた食べられる（食べなければいけない）。だから、なぜここで腹一杯食べる必要があろう？　と考える。

そうなのだ。われわれはこうして日頃から、腹七〜八分目を実行してきた。

自然界と実世界との違い

「腹八分目」を、健康のためと思ってやっている人もいるかもしれないが、昔から大部分の人は、自然とそうなったのだ。次の食事が絶対にやってくるという大前提があるので、腹一杯は食べられなくなってしまった。

先ほどの思考実験で、昼食後（恐らくは夕食後も）、われわれは胃袋に、ある程度の余裕を残して食事を終えていることがわかった。これが、筆者が、今さら絶食してもヒトの寿命は延びないだろうと思う所以（ゆえん）だ。常に腹一杯ではない。すでに食事制限を実行しているからだ。

動物はどうだろう。自然界の動物は自分の生活設計など立てられない。特に捕食動物（肉食動物）はどうだろう。次にいつ獲物が捕れるかはまったくわからない。運が悪ければ餓死する可能性があるから、捕れた獲物はできるだけたくさん食べる。腹八分目などとはいっていられない。これ以上は物理的に入らない、という限界点まで食べておく。

これまで、そうできなかった動物は途中で死に絶え、子孫を残せなかった。だから、今生きている動物はほとんどすべてが、ぎりぎりまで食べることになっている。彼らにとっては、次の食事まではあと何時間待てばいい、などとは想像できないのだ。

そこで、カロリー過剰の害が出て早死にすることになる。強制的に半分ぐらいにすれば、その害から救われることになる。それが実験の意味することなのだ。

実験動物とヒトの決定的な差

もう一つの説明として、どうしても述べておかなければならないことがある。それは、動物実験の環境とヒトの生活は根本的に違うということだ。

昔は、長期にわたる動物実験はデータを出すのがとても難しかった。理由は単純。途中で動物が感染症にかかり、弱ったり、死んでしまったりしたからだ。

何ヵ月も食事の実験を続けたラットを材料に研究を始めようとするとき、何匹か体重の少ないのが見つかることがある。肺炎（肺膿瘍（はいのうよう））になっている場合が多い。手で持ってみると、ぜーぜーと荒い呼吸をしているのがわかる。こういう動物は早めに死んでしまうし、そんな動物を使っても、安定した実験データはとれない。

実験動物を長期間飼育するには、二つの条件が必要になる。一つは病原菌がない動物（SPFという）を飼育すること。もう一つは、病原菌がいない飼育室で飼うこと。

たとえば寿命を見る研究では、ラットなら二年以上観察を続けなくてはならない。そこで、前記の条件が必要不可欠となる。そうするとラットの死因には感染症がないことになるが、これはちょっと現実離れしているのだ。

第3章でも述べたが、動物実験では面白いことがいろいろわかってきている。たとえば高脂血症の動物のほうが感染症に圧倒的に強いのだ。ヒトは無菌状態で生活しているのではない。ある程度食べて高脂血症になっていたほうが、感染症に強くなると考えられる。

第6章　「低炭水化物食」のススメ

それは、古くて新しい概念

読者の中には、すでに「低炭水化物食」という言葉を聞いたことのある人がいるかもしれない。もし、まだ知らないとしたら、この章を読むだけでも本書の価値が実感できるはずだ。

結論からいうと、「炭水化物を食べなければ、血糖値は上昇しない」ということである。

ただ、恐ろしいことに、この概念が出てきたおかげで、前世紀に「史上最大の医原病」が発生していたことがあぶり出されてきた。われわれ医学者はいったい何をしたというのか？　その実態は後述するが、実は現在の日本でも、医原病は依然として続いている。

まず、われわれの簡単な研究を紹介したい。八名の健康な被験者に、朝食として二種類の実験食を食べてもらった。半数の人には、おにぎり二つと野菜ジュースとお茶。残り半数は、おにぎり一つ、ゆで卵二つ、野菜ジュースとお茶。どちらの食事もカロリー、重さ、水分量はまったく同じだ。違うのは、おにぎり一つ分がゆで卵二つに変化しただけだ。

食べる直前と食後三〇分、五時間後に採血して、血糖値とインスリン値を測定した。一週間後に、今度は食事を入れ替えて研究。**図6-1**はその結果である。

ご覧のとおり、カロリーは同じでも、卵を食べた群では血糖値がほとんど上昇していない。イ

図6-1　血糖値とインスリン濃度の変化

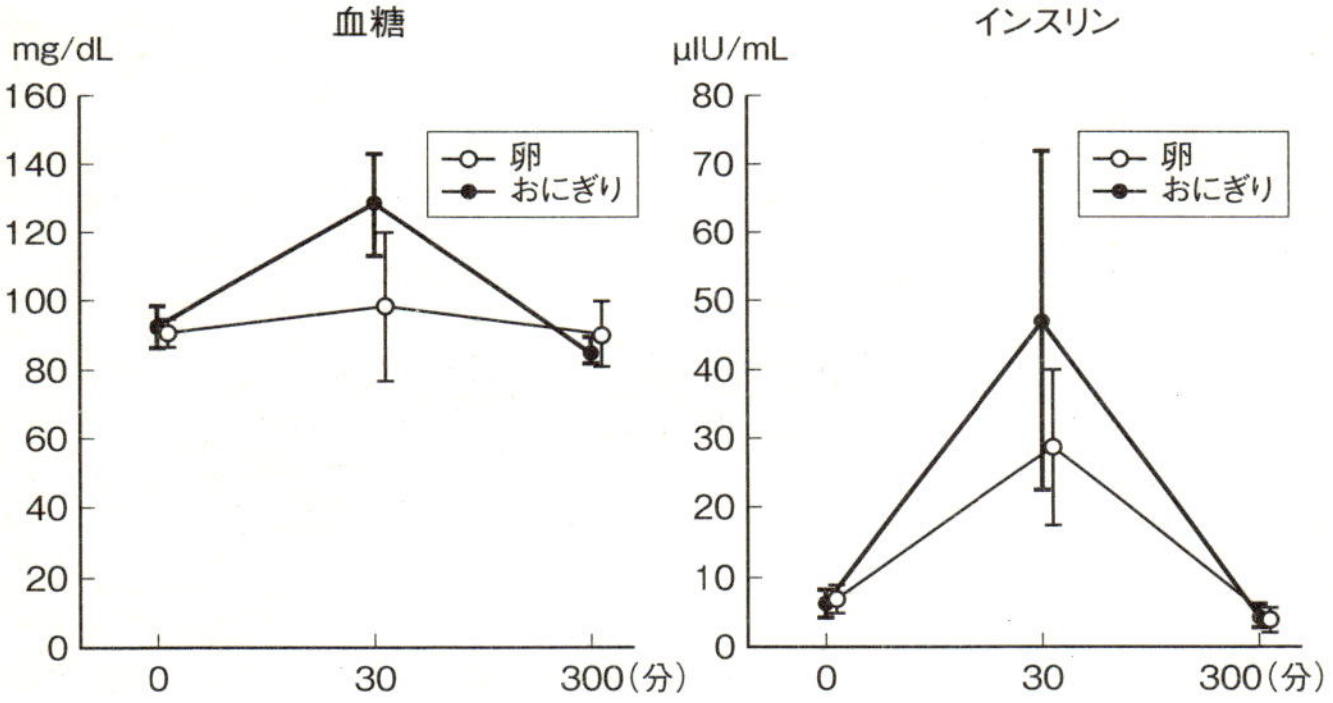

8名の参加者を無作為に2群に分け、クロスオーバー法で、2種類の朝食の影響を比較した。

ンスリンも、おにぎり群に比べるとあまり上昇していない。

血糖とは血中のブドウ糖のことで、炭水化物のエネルギー部分は基本的にブドウ糖でできている。ブドウ糖が結合して、長々と連なりながら分岐(ぶんき)をくり返しているのがデンプン(炭水化物)だ。消化管では、デンプンがブドウ糖にまで分解されて初めて吸収される。

当然の話として、食べ物の中にデンプンあるいは糖分が含まれなければ、血糖値はほとんど上昇しない。これは糖尿病の治療に使えないだろうか? 世界中でこの話が出始めている。

ただ、日本の糖尿病あるいは動脈硬化の「権威」は、あとで述べる理由で見向きもしないのだ。

図6-2　低炭水化物食による重症Ⅱ型糖尿病のHbA1c変化

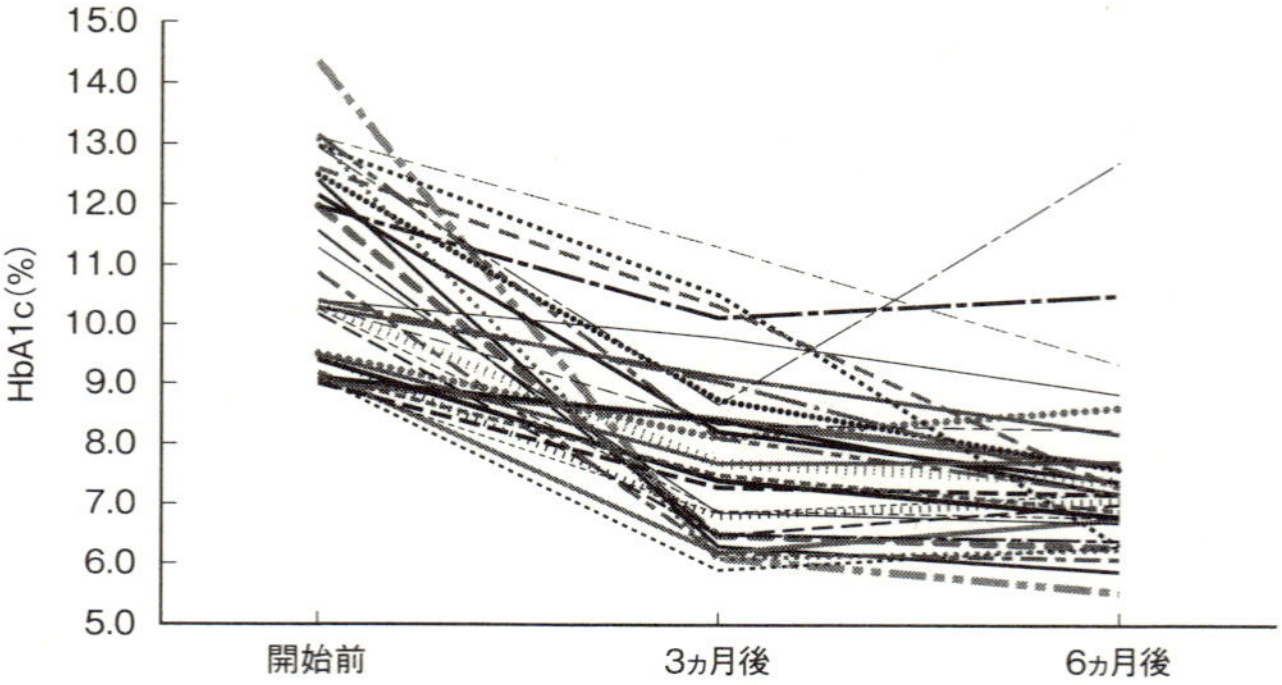

〈Haimoto, H. et al, Nutr Metabol 2009; epub 6:21〉

炭水化物を総エネルギーの30%として、HbA1cを追跡。スルフォニル尿素剤使用者は7名から2名へ減った。また、有意にLDL-コレステロール値は低下しHDL-コレステロール値は上昇。BMIは低下傾向。

糖尿病薬一つ分に相当する効果

実際にこの療法を実施した効果を見てみよう。**図6-2**は糖尿病患者へ、この食事療法を導入した際のヘモグロビンA1c（エーワンシー）の変化を表している。

ヘモグロビンA1cとは、一～二ヵ月間の血糖値の平均を示す指標と考えればいい。糖尿病患者の血糖値は食事ごとにアップダウンをくり返すので、瞬間風速みたいなものだ。ヘモグロビンA1cを調べることで一定期間の血糖コントロール状態を知ることができる。

治療中の糖尿病患者の食事で、通常は総エネルギーの六〇パーセント弱である炭水化物を三〇パーセントに抑える低炭水化物食とした。図

6-2から、ほとんどのケースでヘモグロビンA1cが低下したことがおわかりいただけるだろう。この研究は対照群がないため、額面どおりに受け止めるのは難しいが、それでもかなりの効果だ。

同時に、LDL-コレステロール値が明らかに低下し、HDL-コレステロール値は上昇。BMI（肥満度：体重［kg］÷身長［m］÷身長［m］）は低下傾向を示した。

こうして、糖尿病薬スルフォニル尿素剤（SU剤）の使用者が七名から二名に減った。食事療法が、糖尿病薬に匹敵する効果を発揮したことになる。

なぜ、専門家は無視するのか

ところが現時点では、この低炭水化物食は「カロリーと脂肪摂取が増える」という理由から、糖尿病あるいは動脈硬化の専門家たちからは眉（まゆ）をひそめられている。あるいは無視されているのだ。

なぜなら、低炭水化物食を実施するためには、現在の「コレステロール学説」に基づいた食事療法を否定しなければならないからである。

糖尿病は心筋梗塞の重大な危険因子であるため、「糖尿病患者は肉と飽和脂肪酸を控えるように」という指導が始まった。そこで、肉と脂肪が食べられない分は炭水化物を増やすようになる。

しかし、炭水化物はブドウ糖でできており、分解されれば当然血糖値が上昇する。一方、肉を食べてもアミノ酸になって吸収されるので、すぐには血糖値は上がらない。ある種のアミノ酸は糖に変換できるが、糖に代謝されるまでに時間がかかるため、肉食では血糖値は上がりにくいのである。

これが油脂となると、別の経路をとるため、血糖値は基本的には上がらない。

生活習慣病と肥満の元凶？

炭水化物を摂ると、血糖値が上がってインスリンが分泌される。すると腎臓でナトリウムの再吸収が促（うなが）される。血圧の高い人に対しては、利尿作用とは逆に作用して、血圧が高くなる。また、このようなインスリンの分泌が促される食事だと、交感神経の活動が活発になる。これも血圧上昇の要因となるのである。

逆にいえば、炭水化物を摂らなければインスリン値は上がらないし、血糖値や血圧は下がるのである。

インスリンは、現在では血糖値を低下させるホルモンと一般に考えられているが、後述するように太古の昔は食事のあとでも血糖値がほとんど上がらないため、実は別の目的に利用されていたのだ。それは、脂肪としてカロリーを蓄積することだった。インスリンは、糖から中性脂肪を作る酵素にかかわっているのである。

現代は高炭水化物食のため、インスリン値が上昇して肥満になる。これが、米国で糖尿病と肥満が爆発的に増えた原因である。脂肪が肥満を招くのではなく、その犯人は炭水化物なのだ。

したがって、よく売られているローファット食品では体重は減らない。

患者さんに低炭水化物食を摂ってもらう前に、二〇〇九年、自分の身で試してみた。その結果はどうだったか?

体重は最初の一週間で二キロ以上減った。二～三ヵ月で五キロも減った。

以来一年以上、この食事を続けているが、変動はあるものの現在も五キロ減った状態のままで、私の体重は七〇キロである。BMIは二三程度であるため、減量の必要はまったくないのだが（いちばん死ににくいBMIは二五ぐらいである。二八程度まで死亡率は増えない）、私が実感している唯一の困った点といえば、便の量が減ったことである。これは、食物繊維の摂取が減ったからだが、人間は特に食物繊維の摂取にこだわる必要はない。
最近の総説を見ても、「食物繊維が大腸がんの予防に有効である」というかつての常識が覆さ
れている。心筋梗塞に関してもたいしたデータはない。便通には効果があるが、食物繊維は多く
摂らなければならない、という旧説からは、もう卒業していい。

低炭水化物食の実際

健康な人に、無理に低炭水化物食を勧める必要はまったくない。ただし、女性の場合は、白米の摂取量が多いと将来糖尿病になる可能性が多少高まるため、血縁者に糖尿病患者がいる場合は、たとえ健康でも低炭水化物食はそれなりに意味がある。男性でも、あまり運動をせず、お米をたくさん食べる人は糖尿病になりやすい傾向がある。

すでに糖尿病だったり、かなりの肥満である場合（ＢＭＩが三〇以上、あるいはそれ以下でも、膝への負担が問題となっている人）には当然役立つ。

総エネルギーの六割弱に当たる炭水化物の量を、約半分の三割にすることを目標にしよう。特に食べるものを変える必要はない。すべての炭水化物を半分にしよう。

お米、パン（砂糖や業務用マーガリンが入っているので特に減らすこと）、それに麺類と芋

類。ケーキやお菓子はとにかく減らす。果物もたくさんは食べない。あとは、基本的には何を食べてもいい（植物油は減らそう）。

こうした食事をしていると、きっとお腹が減るだろうから、そのときは、チーズ、プレーンヨーグルト、肉や魚、あるいは野菜をつまみ食いする。ゆで卵を作っておいて、小腹が空いたときに食べるのもいい。要は、炭水化物を摂らなければいいのだ。

ストレスがたまっては続かないから、一週間に一度は羽目をはずそう。たとえば、ラーメンを思う存分に食べるとか。また、寿司とカレーライスは例外にしよう。

余談だが、筆者の患者さんに、一週間に一度だけ羽目をはずすのでは憲法違反の疑いがある、という人がいる。せめて一週間に一回半だといい張るのだ。何でも、「健康で文化的な最低限度の生活を保障」している憲法二五条の条文に抵触するのだそうだ。よくわからないが、人それぞれに工夫すればいい。

栄養不足にならないのか

炭水化物を減らすと何らかの栄養失調になるのだろうか？

結論からいうと、栄養失調にはならない。

一万年前まで、人類は超低炭水化物食で生きてきた（なぜなら、まだ穀物を育てる農業がなかったから）。われわれは今も、その頃の人間の遺伝子を引き継いでいる。農業が出現してからの歴史など、人類史のほんの〇・五パーセントでしかない。

しかも、面白いことに、超低炭水化物食ではビタミンCの必要量が極端に減るようである。

腎臓では、血液から不要なものを漉（こ）して原尿を作り、さらに原尿から尿細管で必要な物質を再吸収したり、不要な物質を排出したりして、最終的に尿を作り出している。血糖値が高ければ、原尿の中にブドウ糖が多量に出てくるので、尿細管はこのブドウ糖を再吸収することになる。

ビタミンCは、ブドウ糖と構造が極めてよく似ている。炭水化物の摂取量を減らすと食後血糖値の上昇がなく、原尿中のブドウ糖が少なくなる。すると、尿細管にブドウ糖を再吸収する余力ができて、ビタミンCまで再吸収するようになる。そのため、食事から摂取すべきビタミンCの量が少しですむようになる。

現在、日本人が必要なビタミンCの一日の摂取量は一三〇ミリグラムといわれているが、これは、ご飯を中心にした食事のためである。米を食べていればビタミンCは排出されてしまうから、多量のビタミンCが必要になるのである。

かつて米国に、二年間も牛肉（しかも火を通したもの）だけを食べ続けた米国人がいた。そして、健康に何の問題もなかった。牛肉には人間が必要とする栄養がすべて含まれているからだ。食べ物からビタミンCを摂らなくても、恐ろしい壊血症にならなかったのは、このように、腎臓がビタミンCを有効利用できるからなのである。

グリーンランドのイヌイットで、昔ながらの生活をしている人たちは、アザラシの肉が主食であり、野菜は食べていない。

脳の働きは大丈夫か

食後血糖値の上昇がなく、インスリンが減れば、ナトリウムの再吸収が低下するため、血圧も低下する。このとき、脳の働きはどうだろう。

ブドウ糖が払底すると、肝臓では脂肪酸からケトン体という物質を代謝する。脳は、このケトン体をエネルギー源として正常な活動を営むことができる。

どうしてももっと必要という場合は、アミノ酸からブドウ糖を作れるのだが、現代社会の食生活では炭水化物を摂らざるを得ない。炭水化物を摂取エネルギーの三〇パーセント以下にとどめることは、現実には困難なのだ。

薬による治療で効果のないてんかん患者（小児を含む）に、極端に炭水化物を減らした食事療法を行うことがある。このようなことをしても、治療にこそなれ、脳には問題は起こらないのである。

糖尿病増加の真の原因

日本では、五〇年以上前は炭水化物はエネルギー摂取の七〇パーセント前後を占めていたが、当時は糖尿病はほとんどなかった。現在は五七パーセントへと低下しており、炭水化物の割合は減ったのに、糖尿病は増えている。

この状況は一見、矛盾しているように思えるかもしれない。炭水化物摂取が極端に多い場合は、十数パーセントくらいの低下では大した影響が出ないとされるためである。むしろ運動量の低下（自動車の増加などによる）、あるいはｎ－６／ｎ－３系脂肪酸比の上昇、トランス脂肪酸の増加（さらに、ひょっとしたら乳製品に含まれる乳糖の摂取増加）などが関連しているものと思われる。

限界にきたカロリー計算

今や欧米で重大な問題となっている肥満は、これまではすべて「カロリー」の出納（すいとう）で計算されていた。

ところが、カロリー計算による食事療法では肥満治療はほとんど成功しておらず、患者はリバウンドから抜け出せないでいる。

そこで、低炭水化物食の応用が始まり（この話は一五〇年前からある）、肥満の解消には低脂肪・カロリー制限食よりも、低炭水化物食（カロリー制限は特になし）のほうがよほど有効であることが示されるようになった。

さらに今後は、カロリーよりも炭水化物、インスリンを増やす療法よりインスリンを使わなくてもすむ治療法へと進むべきで、これらにより医療費の削減が期待できる。

かくして、コレステロール学説の発展、すなわち飽和脂肪酸の制限が、特に米国で前世紀最大の医原病を作り出してしまったのである。

低炭水化物食は、医学的には問題はないものの、食物供給のエネルギー効率が悪くなる。肉を生産するためにはえさとして穀物を与えるため、効率は七分の一～八分の一に落ちるのである。食料事情の悪い発展途上国で実行することは難しいのだが、糖尿病や動脈硬化の治療の必要のある患者では、低炭水化物食は社会的にも許されるのではないだろうか。

「基本の食」に立ち返る

何度も書いたように、「農業が発達する以前に食べていたものを食べればよい」という基本に返ればいいのである。

リノール酸を摂るようになって炎症性疾患が増え、活性酸素が体内で生成されるようになった。それさえなければ抗酸化物質など必要はない。

リヨンハート・スタディは、伝統的な地中海食で心筋梗塞による死亡率が減ったことを示した有名な研究だが、実験群では油を替えている。リノール酸を減らしてα-リノレン酸の多い油を使用したのである。

その結果、実験群ではビタミンEの摂取量が減った。すると、何と最終的に血中のビタミンEが増加していたのである（抗酸化物質であるビタミンEが必要なくなったので、消費されず、血中の濃度が高くなった）。

昔は不要だった「栄養素」

昔の人は、現代人より運動量がはるかに多かったため、骨にカルシウムがつきやすかった。骨密度を上げるためには、力学的な負荷を与えること（すなわち運動）が欠かせないのである。

現在は、運動量が減ったことでカルシウムの必要量は上昇した。とりわけ乳製品の摂取の少ない日本人にとって、カルシウムは「欠けている栄養素」の代表となった。

骨関係で、現代の生活様式のために必要になった栄養素はほかにもある。

たとえばビタミンD。海外では今、ビタミンD不足が問題になっているのだが、これも生活様式が変わってから生じたことだ。昔は屋外で日に当たる時間が長かったので、食事でビタミンDを摂る必要がなかったのである。家の中で生活するようになり、さらに欧米では、皮膚がんを恐れて紫外線をシャットアウトするようになって、ビタミンDが不足するようになった。

ビタミンDの受容体は全身にあって、体中のさまざまな機能を調節している。骨形成とのかかわりはビタミンDの仕事の一部でしかなく、がんの予防を含む全身の機能に影響している。

もっとも深刻なビタミンD不足を報告しているのは、オーストラリアの皮膚科医といわれている。オーストラリア人には皮膚がんが多い。そのため人々は、皮膚がんを恐れて肌を覆い、顔は紫外線吸収剤で真っ白というふうに日光をシャットアウトしているためだ。

日常的に野外で働いている人たちには、実は皮膚がんが少ない、という米国のデータがある。これは、皮膚が普段から紫外線である程度の障害を受けているため、その修復機構が十分に発達し、防御機能がそうでない人たちよりしっかりしているためだ。

日光に当たるときは、日焼けするほど急激に当たってはいけない。慣れてきてもあまり長時間当たるのはよくない。要は、まったく太陽に当たらないのが問題で、一日に最低一〇分ぐらいは日に当たったほうがいい、ということだ。

最近は子供たちですら、外に出て遊ぶことが少なくなって、ビタミンD不足になっている。ビタミンD不足を解消するには、外で走り回るのがいちばんである。ことさらサプリメントなどに頼る必要はない。そして、ビタミンDはコレステロールを原料としているのである。

必要なのは魚肉と少量の野菜だけ

第4章のコラムでも触れたように、魚油が体にいいということで世界中の人々が魚を食べ始めている。中国人が魚を捕り出した。マグロのトロは、漁獲量が減っているうえに世界中の人が食べ始めたせいで、もともとマグロを食していた日本人に回ってこなくなってしまった。

もっと恐ろしいのは、世界中の人が毎日魚を食べるようになったら、二年のうちに地球上から魚がなくなってしまうという統計である（ああ、魚が体にいいなどといわなければよかった！）。

太古の人にとって魚はごちそうだった。農業が始まる以前の生活において、魚を捕ることは大変な作業だったのである。日頃は、森にいる動物を食べていた人のほうが多かったと思われる。陸上の動物のほうが日常食だったと考えられる。

太古の人たちには、EPAだの、ビタミンCだの、カルシウムだのは不要だった。なぜなら、リノール酸の含まれた植物油を摂取していなかったから。現代人はリノール酸を摂るから、その働きを抑制するために魚油が必要不可欠になってくるのだ。

よく、「これが体にいい栄養素だ」などといわれるが、本来、人間の健康にいい特別なものがあるわけではない。

人間に必要なのは、煎じ詰めれば「魚肉と少量の野菜」のみなのである。

赤ワインが体にいいという人がいるが、これも、特に赤ワインが必要なわけではない。ポリフェノールはほかの食品で十分にまかなえる。日本人は赤ワインなど飲用してこなかったのだ。昔なかったものは、食べなくていい。

栄養学には、まだわからないことが多い。

栄養にまして重要なのは「運動」である。

太古は、車はいうに及ばす、椅子などという代物もなかった。何かに座るとしても非常に背の低いものに座ったため、座って立ち上がる動作自体に力が必要だった。第2章のコラムで、運動が必要なことは書いたが、実は筋肉も予備の栄養貯蔵庫なのだ。

予備の栄養というとすぐに脂肪組織を思い出すが、確かにそれも正しい。しかし、脂肪組織にはアミノ酸がほとんどない。大部分はカロリーなのである。

その点で、筋肉組織こそは、必須アミノ酸を十分に蓄えた理想的なアミノ酸貯蔵庫といえる。ある程度普段から運動していれば、それが増える仕組みになっている。

大病をすると痩(や)せるが、このとき体は、自分自身のありとあらゆる貯蔵庫を利用して脂肪を減らし、タンパク（アミノ酸）も減らして機能している。最近はアミノ酸の点滴もあるが、体内の筋肉組織に勝(まさ)るものはないのだ。

コラム⑥　ヒトの脂肪が果たす重要な役割

内臓脂肪はなぜ存在するのか

狩猟生活をしていた昔の人たちは、冷蔵庫はないから、保存の利(き)かない食べ物からどんどん食べていた。次に来るかもしれない「絶食」に備えて、とにかく何一つ残さなかった。そこでは「腹八分目」は死の理論だった。

人間の男たちは、必要エネルギー以上のものは内臓脂肪として蓄(たくわ)えることになった。これは特別な脂肪であり、ただの脂にしておくにはもったいないほど高機能・高性能な脂肪である。代謝回転が速くて、すぐにエネルギーとして使える。ただし一週間程度しか持たない。そう、内臓脂肪はあっという間になくなるのだ。

ほとんどの男性は経験上このことを知っているはずだ。何かの事情で二〜三日ろくに食べられない状況が続くと、ズボンのベルト穴の位置が変化するはずだ。これは内臓脂肪の減少を意味している。

では、この高性能・高速代謝回転の脂肪は何をしているのか。

内臓脂肪の用途はズバリ、次の狩猟のためにあった。太古の男性は一週間分の食事を内臓脂肪として蓄えて、つまり、おにぎり代わりに持って狩猟に出たのである。狩猟の途中で食べられるものなど極めて限られていたから、どんなことがあっても狩猟は五〜六日で成功させなければいけない。体内の内臓脂肪というおにぎりがなくなる前に。

狩猟の最中はとんでもないことが起こる。あるときは、女なら見ていられないような極めて危険なことをして動物を捕らえた。現代でも、信じられないような危険なことにチャレンジする人は圧倒的に男性に多いが（冒険家と呼ばれる）、あれは、狩猟時代の名残(なごり)なのである。

そして、ある種の危険な行為を平然と行える人が仲間にいないと、その部族は滅んでいた。そういう人たちがいたからこそ、人類はまだ生き延びている。冒険は男に伝わる、家族・部族を守るためのＤＮＡなのだ。

内臓脂肪が「治療」してくれる

人類の狩猟時代、実は内臓脂肪は大活躍していたのだ。危険なことをすれば怪我(けが)する場合もある。医学が進んだ現在もそうだが、短期間の生死を分ける境目は出血量にある。急激に起こるなら、一リットルの牛乳パック一・五本分の出血で人はあっさり死亡してしまう。急性疾患での手当て（治療）は出血部位を手で押さえることである。これは、現代の手術現場でも同じだ。出血に際しては、手を当てることで生死が決まるのだが、さらにここで、血が固まってくれないと話にならない。そこで登場するのが、内臓脂肪から出てくるホルモンだ。

河川の氾濫（はんらん）にたとえるなら、出血をせき止めるのにコンクリートは使用しない。昔ながらの土嚢（どのう）だ。人間では血小板がこれに相当する。異物と接触すれば一〜二分で血小板は凝集（ぎょうしゅう）する。このときの凝集を効果的に進めるのが、レプチンと呼ばれるホルモンだ。これは内臓脂肪から出てくる。

次のコンクリートを打つことに相当するのが血液凝固（ぎょうこ）だ。ところが、血液凝固が進みすぎると血栓症を起こしかねないので、「線溶」と呼ばれる現象が始まる。プラズミンという酵素が作り出されて、凝固の原因となるフィブリン線維を溶かし始めるのだ。これが簡単に起こっては、できたばかりの凝固塊が壊れて、再出血してしまう。そこで内臓脂肪は、プラズミンが働きにくくする物質を出す。ＰＡＩ-1と呼ばれる物質だ。

狩猟中は食べ物が極めて限られていたから、ヒトは常に空腹だった。血糖値が低くなっていては動物を追いかける気力も出ないかもしれない。ところが、内臓脂肪からＴＮＦ-αと呼ばれる魔法のホルモンが出て、これが空腹時でも血糖値を高めてくれる。だから、いざとなれば動物を追って走れるのだ。

何も食べていなければ、当然のこと血圧も低下する。血圧が低下すれば元気がなくなる。狩猟どころではない。そこで登場するのがアンジオテンシノゲンだ。これも内臓脂肪からできる。アンジオテンシノゲンは血管壁を収縮させるホルモンに変換され、必要なときに血圧を高めに保ってくれる。これで動物を追える。

内臓脂肪は、現在では「悪者」扱いだ。糖尿病のときは確かに問題かもしれない。重症の高血圧でも問題だろう。でも、ほかにも知られていない重要な機能がきっとあるに違いないのだ。

ヒトが自ら合成しているものに、純粋な「悪玉」などあるはずがない。あるとすれば遺伝子の異常で、それは計画が狂っただけのことだ。がん細胞も計画的に作られたものではない。

人類を存続させた皮下脂肪

こうして男たちが狩猟で得た動物を、みんなが食べた。女も必死になって食べた。

余ったカロリーはどこへ行ったか?　いわずと知れた皮下脂肪だ。

この皮下脂肪はすごい!　これこそまさに、人類が生き残るために確保しなければならなかった究極のエネルギーだ（この話を理解すると、後述するように、なぜファッションモデルには痩せた人を起用しなければならなかったのかが理解できる）。

日々、皮下脂肪を減らそうと思っている女性は多いはずだ。うまく減ってくれるだろうか。無理だ。減るわけがない。

ある程度の体重ならすぐに減る。絶食すれば脱水症状になり、簡単に一〜二キロ減らすことができる。そのあと、タンパク質を摂らなければ筋肉がどんどん減る。内臓脂肪ももちろん減る。

しかし、皮下脂肪だけは、飢饉にでもあわない限り減らないようにできている。飢餓、それがこの話のすべてだ。

つい最近まで（場所によっては現時点でも）人類を苦しめていた飢餓。これを乗り切るために人類はあらゆる手段を取った。その甲斐あって、今も人類は生き延びている。

社会的、人為的な手段もさることながら、体質的（遺伝子的）にもいろいろな変化が起こり、人類は生き残れるようになった。中でも女性の皮下脂肪は、種の保存のために役立った。社会保障制度などなかった太古に、四〇週間の妊娠期間中、一度も飢餓に遭遇せずにすむ可能性など、あまりなかったはずだ。それでも、人類は滅亡しなかった。

飢餓にあっても、胎児は母体の皮下脂肪で食いつないだのだ。皮下脂肪は代謝回転が遅いため、いざというときのために一種の定期預金として働いた（この預金は極めて下ろしにくいが、いざとなればすぐに下ろせる)。

だから、世の女性たちは皮下脂肪を減らそうなどという、生物学的にいえば突拍子もないことは、あまり考えないほうがいい。

皮下脂肪はそれほど危険ではない。本当にいざとなったときに勝手に体が使用してくれるのだから。

男は「太めの女性」が好き？

以上のことから、人類にとっての「母性のふくよかさ」の意味がわかってきたのではないだろうか。別の視点から見れば、男性というものは、実はポッチャリした女性が好きなのである。それをこれから説明しよう。

昔々、ポッチャリした女性がそれはそれは好きな男性・ポチャ作がおった。ポチャ作は、来る日も来る日もポッチャリさんを見つけては、盛んに口説いて、何とか懇ろになるよう努力を続けていた。そして、やっとのことで、あるポッチャリさんがポチャ作の子を孕むことになった。

一方、ポッチャリした女性は好みではない、ホッソリ美人が好みのホソ作がいて、これも毎日、好みのホッソリ女性を口説き続けて、やっとのことで孕ますことに成功した。

悲劇はここから始まる。その年は干魃が続き、植物も、それを食べる動物もほとんどいなくなってしまった。ホッソリ女性の胎児は生まれる前に子宮内で亡くなり、流産してしまった。ところがポチャ作のガキ（ポチャ男）は、母親のふくよかな皮下脂肪に助けられて何とかぎりぎり生き残り、無事出産となった。生まれたポチャ男は、これまた、おやじにそっくりで、いい年になると（というか先祖代々）ポッチャリさんに思いを寄せた。

この物語は果てしなく続いていった。何十、何百世代にもわたり、次に生まれたポチャ男の娘、ポチャ子も似たような運命をたどり、その胎児は生き延びていった。

ホソ作の遺伝子はどうしたのだろう。何十、何百世代もの淘汰により、超ホッソリ美人を好むＤＮＡはついに消滅してしまったのだ。

ちょっと待って、現在の状況と違うンじゃない？　その質問にはもう少しあとで答えることにして、このような状況下で幾度にもわたり高度に濃縮されたポチャＤＮＡは、芸術の場で圧倒的な影響力を見せることになった。

樹下美人図（中国でも日本でも）を見よ。何と豊満なことか。土田麦僊の『湯女』（一九一八年）を見よ。何とふくよかなことか。ヨーロッパに数ある裸婦像を見よ。どれもこれもスレンダーとはほど遠い。これこそポチャ作遺伝子のなせる業で、完全に男性本能の発露となっている。

では、なぜ、今はスレンダー美人なのか？　なぜ「今年の秋こそは美しく痩せよう！」などとポチャ作遺伝子とは正反対なことをいい始めたのか。

これには商業主義に毒された女性の哀しいドラマがある。「痩せ」が美の基本だと思う世の男女よ、以下の悲喜劇をしっかり読まれたし。自分がいかに情けない思想の犠牲者だったのかがしっかり理解できるだろう。

ファッションショーの意味

ファッションショーの始まりは、一九〇〇年代初め頃だそうである。

最初の頃のファッションショーは、今とは大違いだったらしい。痩せている人は皆無で、それなりに美男美女だったとされている。

しかし、ファッションショーの主催者たちはすぐに、同時多発的にいくつかの基本的な原則に気づいた。服を買いに来る客（当時は男性が大部分）に対して、徹底的にモデルの着ている服に集中してもらうなら、モデル選びが鍵であることを。

最初のうちはふくよかな、男性好みの女性が選ばれていた。しかし、それはファッションショーの真の目的（デザインの良さを見せて、その服の契約をまとめること）からするととんでもない間違いだった。魅力的な（ふくよかな）女性を選べば選ぶほど、男性は服を見ずに服の中身を想像することにエネルギーを費やしてしまうからだ。

バイヤーは、男性であることとビジネスマンであることの狭間で苦しんだ（というか、喜んだ）。バイヤーのこの形容しがたい苦悩を知った主催者たちは、バイヤーの心をかき乱すような野暮なことはせず、心ゆくまでデザインのすばらしさを堪能してもらおうと、モデルをどんどん入れ替えていった。行き着く先は、超スレンダー美人だった。

ＢＭＩが何と一八程度。これなら大丈夫、誰も服の中身など想像しなくてすむ。男性がいちばん抱きたいと思う体型の、対極にいる女性たちだからだ。

主催者たちの思惑はものの見事に当たり、バイヤーも服に集中できるようになった。

なぜ、痩せようとするのか

では、現在の、痩せていることが「美人の第一条件」であるような風潮は何なのだろう。スーパーモデルの顔の美と体型が一体化してしまい、体型も美しいと混乱しただけのことではないか。

これには当然、マスコミが一役買っている。彼らがファッションモデルを「美の典型」として伝えていったからだ。さらに、分別のないダイエット特集を、飽きもせず続けるからだ。

本気で「痩せているほうが美人」と思う男性は何を考えているのだろう。よくいえば世間の感覚に合わせるため、美的感覚から自分の本能を取り除こうと努力した人たちではないだろうか。簡単にいえば、自分の欲求を正確に理解できない人たちで、人の言葉（マスコミ）に極めて影響を受けやすいのだろう。自分自身を失ってはいけない。

不必要に痩せようとする女性は、さらに理解しにくい。そこに異性は存在せず、自分たちだけなのかもしれない。

世界の主要先進国におけるGDP（国内総生産）とBMIが一八・五未満の女性の割合を相関関係で見ると、金持ちになればなるほど、痩せている女性が少なくなることがわかる。問題は日本。日本だけ、ずば抜けて痩せ型女性が多いのだ。しかし、男性ではこのようなことはない。これは何を意味しているのだろう。

恐らくこれは、行きすぎたダイエット志向と思われる。さらに危険な思想がそこにはある。「太っていると健康的でない」という、極めて単純化された宗教とも呼べる概念である。

最近、ある学会で知り合った米国人女性（かなり太っている）にこの話をしたところ（E-mailで送った）、彼女は大喜びして、

I could not agree with you more!

（これ以上は同意できないほど、あなたに深く同意する）

という返事が来た。

宮本武蔵が生涯にわたる何十回もの果たし合いに勝ち続けた簡単な法則がある。それは、勝てる相手とだけ勝負すること。

自分の意見を相手に同意してもらうには、人を選べばいい。

●著者の研究費・講演料に関する情報公開

二〇〇六〜二〇一〇年の過去五年間について、合計額で五〇万円を超えるもののみ挙げる。

〈研究費〉
・科研費（文部科学省、厚生労働省）
・ポリエンプロジェクト（学内ベンチャー）
・ニッスイグループ
・持田製薬
・支援者（複数の合計）

〈講演料など〉
・持田製薬
・鶏卵関連（複数の組織の合計）
・大塚グループ

以上。

あとがき

二〇一〇年一〇月一四日、日本動脈硬化学会は記者会見を開き、われわれ日本脂質栄養学会の発表した「長寿のためのコレステロールガイドライン」に批判を浴びせてきた。

とりわけ違和感を覚えたのは、その席に日本医学会会長および日本医師会会長までが駆り出されて、歩調を同じくした点である。

民間人に対して両者以上の権威は、日本の医学関係者ではあり得ない。「最後の砦」が最初に出てきてしまった感がある。残るは厚生労働大臣ぐらいのものだ。

記者会見では日本医学会会長も、日本医師会会長も一言「この分野は専門でない」と断っていたようであるが、だとしたら彼らの出席は何だったのだろう。

医学や科学の問題に「権威」は無用である。なぜなら、これは単純なデータの問題なのだから。

「現場に混乱を招いた日本脂質栄養学会のガイドラインは断じて許せない」というのが日本動脈

硬化学会の主張だ。

以前、この学会が自らのガイドラインを改訂しようとした際にも、内部に「総コレステロール値で二二〇mg／dL」という基準値は低すぎるため、もう少し値を上げるべきだという主張があった。しかし、「現場で混乱が起こる」ため、このままで進むということになったのである。

本書でも指摘したように、女性の一次予防に抗コレステロール薬「スタチン」はまったく影響を及ぼさないことが判明している。われわれ日本脂質栄養学会のガイドラインに異議を唱える個人や集団でさえ、男女を分けてガイドラインを作成すべきと主張している。彼らも、女性への投与には意味がないことを理解しているからだ。

日本では、女性へのスタチン投与量が男性の二倍にのぼる。しかも、その九割が一次予防が目的という。すなわち、日本で処方されているスタチン二五〇〇億円の半分は、誰が考えても医学的に無意味ということになる。

無意味であるだけならまだしも、副作用や医療費に投入された税金、患者の精神的・金銭的・時間的損害などを考えあわせると、これはただごとではない。

日本動脈硬化学会は、この点についてだけでも、直ちに自らのガイドラインを改訂すべきだ。

ＬＤＬ-コレステロールの直接測定法が不正確なためフリードワルドの計算式からＬＤＬ-コレス

テロール値を出すように公表したくらいだから、その気になればできるはずなのだ。

それとも、やはり「現場で混乱が起きる」ので改訂しないとでもいうのだろうか。日本動脈硬化学会のガイドラインを支持してきた学会の大御所たちは、改訂に反対なのだろうか。「現場の混乱」をわれわれのせいにしていては何も進まない。

筆者としては支持できないものの、日本より三〜四倍も心筋梗塞の多い米国ですら、低リスク者（女性の一次予防が大きな部分を占める）ではＬＤＬ-コレステロール値が一九〇mg／dLまでは投薬していない。これは日本より五〇mg／dLも高い値だ。日本はどう考えても、何かがおかしい。

本書は後半部分が食事の話になっている。一見、別物に見えるかもしれないが、低炭水化物食に目を向けるためには、もう一度、コレステロール理論を見直すことが前提条件になる。「飽和脂肪酸は危険」という呪縛から解放されることが必要なのだ。コレステロール理論を信奉していると、貴重なものを見ずに終わってしまう。

目を覚まそう。コレステロールはヒトの細胞膜の重要な構成成分そのものであり、ホルモンやビタミンＤの原料だ。決して「悪玉」ではない。

ここに、二〇〇九年刊の『コレステロール　嘘とプロパガンダ』の訳者あとがきに記載した文章をもう一度載せておきたい。

医学上の問題で何十年も論争の的になっているものは、コレステロール問題しかない……論争が果てしなく続く理由は、本来なら負ける側に膨大な利益があるからに違いない。

本書の理解のために、巻末に各章ごとの参考文献を挙げているが、全体的な参考文献として、以下の書籍を挙げておく。

『コレステロール　嘘とプロパガンダ』Michel de Lorgeril著　浜崎智仁訳　篠原出版新社 二〇〇九年：コレステロール理論あるいはスタチンに対して徹底的に批判している。特に製薬会社の非倫理性に関しては極めて厳しい。

『長寿のためのコレステロールガイドライン　２０１０年版』奥山治美ほか編　中日出版社 二〇一〇年：コレステロール理論に合致するデータを除外していない。

『Good Calories, Bad Calories』Gary Taubes著　Anchor Books 2008：低炭水化物食についての非常に質の高い参考書的な存在。文献が極めて豊富。

『Ignore the Awkward! How the Cholesterol Myths Are Kept Alive』Uffe Ravnskov著

CreateSpace 2010：アンチ・コレステロール理論の伝説的研究者による一般書。英語であるが読みやすく、新しい内容を多く含む。価格は一〇ドル以下で文献が豊富、実質的なページ数は一〇〇ページ少々と手頃である。前作『Fat and Cholesterol Are GOOD for You!』もお勧めだ。

また、われわれの「長寿のためのコレステロールガイドライン」に対していくつか反論が出ているが、日本脂質栄養学会ホームページの「What's new」コーナーに、各反論に対する詳しい回答および再反論を掲載した。参照されたし。

http://wwwsoc.nii.ac.jp/jsln/whatsnew-j.html

最後に、この本が出版されるまで編集の業務を極めて辛抱強く遂行してくださった佐藤敏子さんと講談社の方々に、また、資料集めとゲラの確認でお世話になった秘書の浜谷裕子さんに厚くお礼を申し上げます。そして、いくつもの図表を引用させていただいた奥山治美教授にもお礼申し上げます。

平成二三年一月

浜崎智仁

- Nkondjock A. Coffee consumption and the risk of cancer : an overview. Cancer Lett 2009: 277: 121-5／コーヒーとがん
- Agriculture and Consumer Protection. Human vitamin and mineral requirements. Chapter 11. Calcium. http://www.fao.org/DOCREP/004/Y2809E/y2809e0h.htm#bm17.9／カルシウム・パラドックス
- McCay CM et al. The effect of retarded growth upon the length of life span and upon the ultimate body size. 1935. Nutrition 1989; 5: 155-71／1930年代のカロリー制限で寿命を延ばす研究

第6章

- Gary Taubes. Good Calories, Bad Calories, Anchor Books 2008／低炭水化物食についての教科書的存在
- Haimoto H et al. Effects of a low-carbohydrate diet on glycemic control in outpatients with severe type 2 diabetes. Nutr Metabol 2009; 6: 21／低炭水化物食と糖尿病について
- Park Y et al. Dietary fiber intake and risk of colorectal cancer: a pooled analysis of prospective cohort studies. JAMA. 2005; 294: 2849-57／食物繊維と大腸がんの総説
- Burr ML et al. Effects of changes in fat, fish, and fibre intakes on death and myocardial reinfarction: diet and reinfarction trial (DART). Lancet 1989; 8666: 757-61／食物繊維は心筋梗塞の二次予防に無効である
- Nanri A et al. Rice intake and type 2 diabetes in Japanese men and women: the Japan Public Health Center-based Prospective Study. Am J Clin Nutr. 2010; 92: 1468-77／お米の摂取が多いと糖尿病になりやすい
- Neal EG et al. Efficacy of dietary treatments for epilepsy. J Hum Nutr Diet. 2010; 23: 113-9／てんかんと低炭水化物食について
- Shai I et al. Weight loss with a low-carbohydrate, Mediterranean, or low-fat diet. N Engl J Med. 2008; 359: 229-41／低炭水化物食のほうが体重が減る
- de Lorgeril M et al. Mediterranean alpha-linolenic acid-rich diet in secondary prevention of coronary heart disease. Lancet 1994; 343: 1454-9／リヨンハート・スタディ
- Holick MF. Vitamin D: Extraskeletal health. Endocrinol Metab Clin N Am 2010; 39: 381-400／ビタミンDについて
- Nakata M et al. Leptin promotes aggregation of human platelets via the long form of its receptor. Diabetes 1999; 48: 426-9／レプチン血小板について
- http://en.wikipedia.org/wiki/List_of_countries_by_GDP_(PPP)_per_capita／各国のGDPと痩せの関係

- Gissi-HF Investigators et al. Effect of rosuvastatin in patients with chronic heart failure (the GISSI-HF trial): a randomised, double-blind, placebo-controlled trial. Lancet. 2008; 372: 1231-9／スタチンは心不全に無効
- Yamagishi K et al. Fish, omega-3 polyunsaturated fatty acids, and mortality from cardiovascular diseases in a nationwide community-based cohort of Japanese men and women: the JACC (Japan Collaborative Cohort Study for Evaluation of Cancer Risk) Study. J Am Coll Cardiol. 2008; 52: 988-96／JACC研究
- Amminger GP et al. Long-chain omega-3 fatty acids for indicated prevention of psychotic disorders: a randomized, placebo-controlled trial. Arch Gen Psychiatry. 2010; 67: 146-54／魚油による精神疾患の予防について
- Endres S et al. The effect of dietary supplementation with n-3 polyunsaturated fatty acids on the synthesis of interleukin-1 and tumor necrosis factor by mononuclear cells. N Engl J Med 1989; 320: 265-71／魚油の効果は長持ちする
- Huan M et al. Suicide Attempt and n-3 Fatty Acid Levels in Red Blood Cells: A Case Control Study in China. Biol Psychiatry 2004; 56: 490-96／中国での自殺未遂とEPA/DHA
- http://videocast.nih.gov/summary.asp?live=8107／米軍軍人の自殺
- Itomura M et al. The effect of fish oil on physical aggression in schoolchildren: a randomized, double-blind, placebo-controlled trial. J Nutr Biochem. 2005; 16: 163-71／小学生で魚油の効果
- Hamazaki T et al. The effect of docosahexaenoic acid-containing food administration on symptoms of attention-deficit/hyperactivity disorder? a placebo-controlled double-blind study. Eur J Clin Nutr 2004; 58: 838／AD/HD児の攻撃性が魚油で低下
- Hamazaki K et al. The effects of docosahexaenoic acid-rich fish oil on behavior, school attendance rate and malaria infection in school children: a double-blind, randomized, placebo-controlled trial in Lampung, Indonesia. Asia Pac J Clin Nutr. 2008; 17: 258-63／インドネシアの小学校での調査
- Matsuoka Y et al. Omega-3 fatty acids for secondary prevention of posttraumatic stress disorder after accidental injury: an open-label pilot study. J Clin Psychopharmacol 2010; 30: 217-19／魚油でPTSDを予防

第5章

- 奥山治美et al.「トランス脂肪酸（水素添加植物油）の何が悪いのか」脂質栄養学 2007; 16: 49-62. http://www.jstage.jst.go.jp/article/jln/16/1/49/_pdf/-char/ja/
- Mozaffarian D et al. Health effects of trans-fatty acids: experimental and observational evidence. Eur J Clin Nutr. 2009 May; 63 Suppl 2: S5-21／モザファリアンの総説

・Feingold KR et al. Role for circulating lipoproteins in protection from endotoxin toxicity. Infect Immun. 1995; 63: 2041-6／前もってヒトのLDLを投与するとLPSで死なずにすむ
・Park KH et al. Low-density lipoprotein protects Vibrio vulnificus-induced lethality through blocking lipopolysaccharide action. Exp Mol Med 2007; 39: 673-8／LDLはビブリオ感染による死亡率を減らす
・Harris HW et al. Human very low density lipoproteins and chylomicrons can protect against endotoxin-induced death in mice. J Clin Invest. 1990; 86: 696-702／ヒトのリポタンパクはリポポリサッカライドの害を減らす
・Riechman SE et al. Statins and dietary and serum cholesterol are associated with increased lean mass following resistance training. J Gerontol A Biol Sci Med Sci 2007; 62: 1164-71／高コレステロールの老齢者は筋トレの効率がいい
・Sinzinger H et al. Professional athletes suffering from familial hypercholesterolaemia rarely tolerate statin treatment because of muscular problems. Br J Clin Pharmacol. 2004; 57: 525-8／プロのスポーツ選手はスタチンに敏感
・Wu JS et al. Evaluation of skeletal muscle during calf exercise by 31-phosphorus magnetic resonance spectroscopy in patients on statin medications. Muscle Nerve 2011; 43: 76-81 Published online 17 December 2010 in Wiley Online Library (wileyonlinelibrary.com)／スタチンで筋のエネルギー代謝が2倍遅れる

第4章

・奥山治美. がん予防のための脂質栄養. ISIM 国際統合医学会誌 2010; 2:28-36.／植物油の発がん性
・Carayol M et al. Prospective studies of dietary alpha-linolenic acid intake and prostate cancer risk: a meta-analysis. Cancer Causes Control 2010; 21: 347-55.／α-リノレン酸と前立腺がん
・Szymanski KM et al. Fish consumption and prostate cancer risk: a review and meta-analysis. Am J Clin Nutr 2010; 92: 1223-33.／魚食で前立腺がんが減る
・奥山治美. リノール酸摂取の適正量（十分量）、上限量についての提案. 脂質栄養学 2008; 17: 41-48. http://www.jstage.jst.go.jp/article/jln/17/1/41/_pdf/-char/ja/ ／リノール酸はできるだけ減らすこと
・Okuyama H et al. Dietary lipids impacts on healthy ageing. Lipids 2007; 42: 821-5／植物油の問題点
・Gissi-HF investigators et al. Effect of n-3 polyunsaturated fatty acids in patients with chronic heart failure (the GISSI-HF trial): a randomised, double-blind, placebo-controlled trial. Lancet 2008; 372: 1223-30／GISSIの研究

and women. Lancet 1972; 300: 835-8／フィンランドの精神科病院での研究
・厚生労働省「人口動態調査」(1985, 1997, 2006)
http://www.mhlw.go.jp/toukei/list/81-1.htmlなど／虚血性心疾患の死亡率
・Kirihara Y et al. The relationship between total blood cholesterol levels and all-cause mortality in Fukui City, and meta-analysis of this relationship in Japan. J Lipid Nutr（脂質栄養学）2008; 17: 67-78／日本でのメタ分析
・Okamura T et al. What cause of mortality can we predict by cholesterol screening in the Japanese general population? J Intern Med 2003; 253: 169-80／NIPPON DATA 80研究。13年追跡した報告
・Okamura T et al. The relationship between serum total cholesterol and all-cause or cause-specific mortality in a 17.3-year study of a Japanese cohort. Atherosclerosis 2007; 190: 216-23／17年追跡した研究
・Noda H et al. Low-density lipoprotein cholesterol concentrations and death due to intraparenchymal hemorrhage. The Ibaraki Prefectural Health Study. Circulation 2009; 119: 2136-45／茨城県における調査
・Nago N et al. Low cholesterol is associated with mortality from stroke, heart disease, and cancer: the Jichi Medical School Cohort Study. J Epidemiol 2010 (advance publication by J-Stage)／肝臓病死を除いても、低コレステロールはやはり死亡率が高い
・吉池信男et al.「日本脂質介入試験の地域対照追跡調査」The Lipid 2001; 12: 281-9／日本での食事調査
・Yamagishi K et al. Dietary intake of saturated fatty acids and mortality from cardiovascular disease in Japanese: the Japan Collaborative Cohort Study for Evaluation of Cancer Risk (JACC) Study. Am J Clin Nutr 2010; 92: 759-65／飽和脂肪酸の安全性
・小林祥泰et al.『脳卒中データバンク』中山書店　2009／高脂血症のほうが脳卒中を起こさない
・大櫛陽一et al.「脳卒中患者での高脂血症による臨床指標への影響」脳卒中 2010; 32: 242-253／高脂血症のほうが脳卒中で死なない
・Sijbrands EJG et al. Mortality over two centuries in large pedigree with familial hypercholesterolaemia: family tree mortality study. BMJ. 2001; 322: 1019-23／19世紀では家族性高コレステロール血症は長生きだった
・Ravnskov U et al. Vulnerable plaque formation from obstruction of vasa vasorum by homocysteinylated and oxidized lipoprotein aggregates complexed with microbial remnants and LDL autoantibodies. Ann Clin Lab Sci 2009; 39: 3-16／LDLなどのリポタンパクは細菌やウィルスに接着する
・Netea MG et al. Low-density lipoprotein receptor-deficient mice are protected against lethal endotoxemia and severe gram-negative Infections. J Clin Invest 1996; 97: 1366-72／遺伝子操作で家族性高コレステロール血症にしたマウスは、LPSに対し8倍強くなる

・Botti RE et al. Concentrations of pravastatin and lovastatin in cerebrospinal fluid in healthy subjects. Clin Neuropharmacol 1991; 14: 256-61／スタチンは脳に入る
・Elias M. Statin study: lower cholesterol, diminished joy of sex linked. USA Today Mar 5, 2009. http://www.usatoday.com/news/health/2009-03-05-statinsex_N.htm／スタチンでセックスの喜びが減る
・Akduman B et al. Effect of statins on serum prostate-specific antigen levels. Urology 2010; 76: 1048-51／スタチンで男性ホルモンのテストステロンが低下する
・Edison RJ et al. Central nervous system and limb anomalies in case reports of first-trimester statin exposure. N Engl J Med 2004; 350: 1579-82／胎児の催奇形について
・Kenis I et al. Simvastatin has deleterious effects on human first trimester placental explants. Hum Reprod 2005; 20:2866-72／胎盤への影響
・Roberts M. Statin-fortified drinking water? BBC News Aug 1, 2004. http://news.bbc.co.uk/2/hi/health/3931157.stm／スタチン強化飲料水
・Newman TB et al. Carcinogenicity of lipid-lowering drugs. JAMA 1996; 275: 55-60／発がん性について
・Sacks FM et al. The effect of pravastatin on coronary events after myocardial infarction in patients with average cholesterol levels. N Engl J Med 1996; 335: 1001-9／CARE試験
・Ravnskov U. JNCI 2008; 100: 972-3／非メラノーマ、その他のがんについて
・Shepherd J et al. Pravastatin in elderly individuals at risk of vascular disease (PROSPER): a randomised controlled trial. Lancet 2002; 360: 1623-30／PROSPER研究
・Costanzo P et al. Does carotid intima-media thickness regression predict Reduction of cardiovascular events? J Am Coll Cardiol 2010; 56: 2006-20／内皮～中皮の肥厚を治療で軽減しても予防の指標にはならない
・Sattar N et al. Statins and risk of incident diabetes: a collaborative meta-analysis of randomised statin trials. Lancet 2010; 375: 735-42／スタチンで糖尿病になりやすくなる
・Draeger A et al. Statin therapy induces ultrastructural damage in skeletal muscle in patients without myalgia. J Pathol 2006; 210: 94-102／CPKの異常値。筋肉痛がなくても顕微鏡で異常

第3章

・Okuyama H et al. Prevention of Coronary heart disease: from the cholesterol hypothesis to ω6/ω3 balance. World Rev Nutr Diet 2007; 96／図3-9、3-10
・Miettinen M et al. Effect of cholesterol-lowering diet on mortality from coronary heart-disease and other causes: a twelve-year clinical trial in men

international committee of medical journal editors. N Engl J Med 2004; 351: 1250-1／臨床試験の登録を義務化
・LaRosa JC et al. Intensive lipid lowering with atrovastatin in patients with stable coronary disease. N Engl J Med 2005; 352: 1425-35／TNT研究
・Wenger NK et al. Beneficial effects of aggressive low-density lipoprotein cholesterol lowering in women with stable coronary heart disease in the Treating to New Targets (TNT) study. Heart 2008; 94: 434-39／TNT研究。女性でがんが増える
・Angell M. Industry-sponsored clinical research: a broken system. JAMA 2008; 300: 1069-71／マルシア・エンジェルの告発
・Cholesterol Treatment Trialists'(CTT) Collaborators. Efficacy of cholesterol-lowering therapy in 18,686 people with diabetes in 14 randomised trials of statins: a meta-analysis. Lancet 2008; 371: 117-25／CTSUが発表した糖尿病とスタチンの関係
・Wanner C, Krane V, März W, et al. Atorvastatin in patients with type 2 diabetes mellitus undergoing hemodialysis. N Engl J Med 2005;353:238-48／4D研究
・Knopp RH, d'Emden M, Smilde JG, Pocock SJ. Efficacy and safety of atorvastatin in the prevention of cardiovascular end points in subjects with type 2 diabetes: the atorvastatin study for prevention of coronary heart disease endpoints in non-insulin-dependent diabetes mellitus (ASPEN). Diabetes Care 2006; 29: 1478-85／ASPEN研究
・The ACCORD Study Group. Effect of combination lipid therapy in type 2 diabetes mellitus. N Engl J Med 2010; 362: 1563-74／ACCORD研究
・Colhoun HM, Betteridge DJ, Durrington PN, et al. Primary prevention of cardiovascular disease with atorvastatin in type 2 diabetes in the Collaborative Atorvastatin Diabetes Study (CARDS): multicentre randomized placebo-controlled trial. Lancet 2004, 364: 685-96／CARDS研究
・Bassler D et al. Early stopping of randomized clinical trials for overt efficacy is problematic. J Clin Epidemiol 2008; 61: 241-46／調査期間短縮の害
・Barter PJ et al. Effect of torcetrapib in patients at high risk for coronary events. N Engl J Med 2007; 357: 2109-22／ILLUMINATE研究
・Kastelein JJP et al. Simvastatin with or without ezetimibe in familial hypercholesterolemia. N Engl J Med 2008; 358: 1431-43／ENHANCE研究
・Carey J. Do cholesterol drugs do any good? BusinessWeek Jan 17, 2008. ビジネスウイーク誌の記事
・Biasucci LM et al. Inflammatory markers, cholesterol and statins:pathophysiological role and clinical importance, Clin Chem Lab Med 2010; 48: 1685-91／中間代謝産物の危険性

●参考文献

第1章

・de Lorgeril M. 浜崎智仁訳『コレステロール 嘘とプロパガンダ』篠原出版新社　2009／コレステロールとスタチンの解説。製薬会社を厳しく糾弾する

・奥山治美 et al.『長寿のためのコレステロールガイドライン　2010年版』中日出版社　2010／コレステロールに関して本書で十分説明されていない点については上記2冊が役立つ

・大櫛陽一 et al. 健診結果と原因別死亡率に関する住民コホート研究。Mumps 2008;24:9-19／LDL-コレステロールと総死亡率の関係（原著としては日本で最初の報告）

・Nakamura H et al. Primary prevention of cardiovascular disease with pravastatin in Japan (MEGA Study): a prospective randomised controlled trial. Lancet 2006; 368: 1155-63／プラバスタチンによる介入試験（メガスタディ）について

・Walsh JME et al. Drug treatment of hyperlipidemia in women. JAMA 2004; 291: 2243-52／女性へのスタチン投与は無意味

・Brennan TA et al. Health industry parctices that create conflicts of interest: a policy proposal for academic medical centers. JAMA 2006; 295: 429-33／利益相反の公開を免罪符にしてはいけない

・http://www.washingtonpost.com/wp-dyn/articles/A29456-2004Jul31.html／ワシントンポスト紙の記事

・浜崎智仁「血清コレステロール値に上限を設けることはほとんど無意味」脂質栄養学　2009; 18: 33-50／日本動脈硬化学会ガイドラインに対する批判。メガスタディへの批判

・LDL-C直接測定に黄信号. 日米共同の評価で精度の問題が明らかに. Nikkei Medical 2009; 12月, 28-29／LDL-C測定の誤差

第2章

・Scandinavian Simvastatin Survival Study (4S) Group. Randomised trial of cholesterol lowering in 4444 patients with coronary heart disease: the Scandinavian Simvastatin Survival Study (4S). Lancet.1994; 344: 1383-9／4S研究

・Ridker PM et al. Rosuvastatin to prevent vascular events in men and women with elevated C-Reactive protein. N Engl J Med 2008; 359: 2195-207／JUPITER研究

・Bollapragada SS et al. Review of new regulations for the conduct of clinical trials of investigational medicinal products. BJOG 2007; 114: 917-21／EUで発効した新法の解説

・De Angelis C et al. Clinical Trial Registration: a statement from the

浜崎智仁

1947年、東京都に生まれる。医学博士。1971年、千葉大学医学部卒業。米国マサチューセッツ工科大学およびイリノイ大学に留学、国立佐倉病院への勤務等を経て、1997年に富山医科薬科大学和漢薬研究所教授に就任。大学統合により2005年より、富山大学和漢医薬学総合研究所臨床科学研究部門臨床利用分野教授。2010年まで日本脂質栄養学会理事長。専門は脂質栄養学。
著書には『EPA／DHA 誰もが必要な栄養素(1)』(日本アクセル・シュプリンガー出版)、『魚嫌いは早死する』(エール出版社)、『コレステロールは高いほうが病気にならない』(ベスト新書)、翻訳書に『コレステロール 嘘とプロパガンダ』(篠原出版新社)などがある。

講談社+α新書 552-1 B

コレステロール値が高いほうがずっと長生きできる

浜崎智仁

2011年2月20日第1刷発行

発行者――鈴木 哲
発行所――株式会社 講談社
東京都文京区音羽2-12-21 〒112-8001
電話 出版部(03)5395-3532
販売部(03)5395-5817
業務部(03)5395-3615
カバー写真――Dorling Kindersley
デザイン――鈴木成一デザイン室
カバー印刷――共同印刷株式会社
印刷――慶昌堂印刷株式会社
製本――株式会社若林製本工場
本文データ制作――朝日メディアインターナショナル株式会社

Printed in Japan
ISBN978-4-06-272699-3

講談社+α新書

勝ち残る！「腹力」トレーニング
小西浩文
トップクライマーがはじめて伝授する、心と身体を同時に鍛える〝今日からできる〟健康法！
838円 496-2 C

神道的生活が日本を救う
藏原これむつ
正月を家族で祝い、神社に挨拶をし、夜通し飲んで祭りを楽しむ。神道的生活こそ日本の姿だ
838円 498-1 A

生命保険「入って得する人、損する人」
坂本嘉輝
トラブルになるケースが続発。保険のプロ中のプロが教える「納得できる生保選び」のコツ！
838円 499-1 C

O型は深夜に焼肉を食べても太らない？ 血液型別「デブ」にならない食の掟
中島旻保
毒を食べなきゃ「勝手に」やせる？ 常識を覆す究極の技術を伝授。食が変われば人生も変わる！
838円 500-1 B

人を惹きつける技術 カリスマ劇画原作者が指南する売れる「キャラ」の創り方
小池一夫
『子連れ狼』の原作者が説く、プレゼン論&対人関係論&教育論など門外不出の奥義の数々！
838円 501-1 C

「離活(リカツ)」――終わりの始まりを見極める技術
原誠
弁護士が戦略的に指南する〝離活のススメ〟。準備、画策、実行で、将来を「よりよく」する
838円 502-1 A

日本は世界5位の農業大国 大嘘だらけの食料自給率
浅川芳裕
食料危機と農家弱者論は農水省のでっち上げ！ 年生産額8兆円は米国に次ぐ先進国第2位だ!!
838円 503-1 C

鼻すっきりの健康学 花粉症に負けない知識と「粘膜一本注射療法」
呉孟達
東洋医学も修めた専門医が教える鼻の重要性、花粉症を発症させない秘訣と画期的最新療法！
838円 504-1 B

語学力ゼロで8ヵ国語翻訳できるナゾ どんなビジネスもこの考え方ならうまくいく
水野麻子
短大卒、専門知識なしから月収百万の翻訳者になったマル秘テクを公開！ プロになるコツ！
838円 505-1 C

記憶する力 忘れない力
立川談四楼
なぜ落語家は多くの噺を覚えられるのか？ 芸歴四十年の著者が「暗記の真髄」を語り尽くす！
838円 506-1 C

糖尿病はご飯よりステーキを食べなさい
牧田善二
和食は危険だがお酒は飲めるほうが治療しやすい。血糖値の三文字にピンときたら即、読破！
838円 507-1 B

表示価格はすべて本体価格（税別）です。本体価格は変更することがあります